André Eißmann

Der Einfluss der Proteinfaltung auf die virale Replikation

André Eißmann

Der Einfluss der Proteinfaltung auf die virale Replikation

Proteinfaltung & virale Replikation

Südwestdeutscher Verlag für Hochschulschriften

Impressum/Imprint (nur für Deutschland/only for Germany)
Bibliografische Information der Deutschen Nationalbibliothek: Die Deutsche Nationalbibliothek verzeichnet diese Publikation in der Deutschen Nationalbibliografie; detaillierte bibliografische Daten sind im Internet über http://dnb.d-nb.de abrufbar.

Alle in diesem Buch genannten Marken und Produktnamen unterliegen warenzeichen-, marken- oder patentrechtlichem Schutz bzw. sind Warenzeichen oder eingetragene Warenzeichen der jeweiligen Inhaber. Die Wiedergabe von Marken, Produktnamen, Gebrauchsnamen, Handelsnamen, Warenbezeichnungen u.s.w. in diesem Werk berechtigt auch ohne besondere Kennzeichnung nicht zu der Annahme, dass solche Namen im Sinne der Warenzeichen- und Markenschutzgesetzgebung als frei zu betrachten wären und daher von jedermann benutzt werden dürften.

Coverbild: www.ingimage.com

Verlag: Südwestdeutscher Verlag für Hochschulschriften GmbH & Co. KG
Dudweiler Landstr. 99, 66123 Saarbrücken, Deutschland
Telefon +49 681 37 20 271-1, Telefax +49 681 37 20 271-0
Email: info@svh-verlag.de

Zugl.: Erlangen-Nürnberg, Friedrich-Alexander-Universität, Dissertation, 2010

Herstellung in Deutschland:
Schaltungsdienst Lange o.H.G., Berlin
Books on Demand GmbH, Norderstedt
Reha GmbH, Saarbrücken
Amazon Distribution GmbH, Leipzig
ISBN: 978-3-8381-2739-2

Imprint (only for USA, GB)
Bibliographic information published by the Deutsche Nationalbibliothek: The Deutsche Nationalbibliothek lists this publication in the Deutsche Nationalbibliografie; detailed bibliographic data are available in the Internet at http://dnb.d-nb.de.

Any brand names and product names mentioned in this book are subject to trademark, brand or patent protection and are trademarks or registered trademarks of their respective holders. The use of brand names, product names, common names, trade names, product descriptions etc. even without a particular marking in this works is in no way to be construed to mean that such names may be regarded as unrestricted in respect of trademark and brand protection legislation and could thus be used by anyone.

Cover image: www.ingimage.com

Publisher: Südwestdeutscher Verlag für Hochschulschriften GmbH & Co. KG
Dudweiler Landstr. 99, 66123 Saarbrücken, Germany
Phone +49 681 37 20 271-1, Fax +49 681 37 20 271-0
Email: info@svh-verlag.de

Printed in the U.S.A.
Printed in the U.K. by (see last page)
ISBN: 978-3-8381-2739-2

Copyright © 2011 by the author and Südwestdeutscher Verlag für Hochschulschriften GmbH & Co. KG and licensors
All rights reserved. Saarbrücken 2011

Inhaltsverzeichnis

1. **Einleitung** 1
   - 1.1. Das humane Immundefizienz-Virus 1
     - 1.1.1. Retroviren 2
     - 1.1.2. HIV-1: Morphologie und Replikation 3
     - 1.1.3. Wirtszellfaktoren nehmen Einfluss auf die Replikation von HIV-1 ... 6
   - 1.2. Das Chaperon System 9
     - 1.2.1. Chemische Chaperone 9
     - 1.2.2. Molekulare Chaperone 12
   - 1.3. Das Influenza-Virus 19
     - 1.3.1. Epidemiologie und Pandemien 20
     - 1.3.2. Genomaufbau 21
     - 1.3.3. PB1-F2 23

2. **Material und Methoden** 24
   - 2.1. Material 24
     - 2.1.1. Verwendete Organismen 24
     - 2.1.2. Medien zur Kultivierung 26
     - 2.1.3. Puffer und Lösungen 28
     - 2.1.4. Beads 35
     - 2.1.5. Radioaktivität 36
     - 2.1.6. Kits 36
     - 2.1.7. Plasmide 36
     - 2.1.8. Sequenzierprimer 37
     - 2.1.9. Enzyme 37
     - 2.1.10. Größenmarker 37
     - 2.1.11. Antikörper 37
     - 2.1.12. Inhibitoren 38
     - 2.1.13. Verbrauchsmaterialien 39
     - 2.1.14. Chemikalien und Reagenzien 40
     - 2.1.15. Geräte 43
   - 2.2. Methoden 45
     - 2.2.1. Standardmethoden 45
     - 2.2.2. Zellkultivierung 47
     - 2.2.3. Isolierung und Kultivierung primärer Zellen 48
     - 2.2.4. Zellvitalitäts- und Aktivitätsmessungen 49
     - 2.2.5. *Pulse-chase*-Analysen zur Untersuchung des Einflusses von 17-AAG auf die Freisetzung von VLPs 51
     - 2.2.6. Replikationsstudien 54
     - 2.2.7. Transfektion eukaryotischer Zellen für Immuno-Blot Analysen ... 55
     - 2.2.8. Oligomerisierungsstudien 56

3. **Zielsetzung** 57

I

4. Ergebnisse 58

4.1. Chemische Chaperone 58
- 4.1.1. Glycerol zeigt keine Zytotoxizität. 58
- 4.1.2. Glycerol verstärkt die Freisetzung virusähnlicher Partikel 59
- 4.1.3. Glycerol hebt den negativen Effekt von Proteasom-Inhibitoren auf die Gag-Prozessierung und die VLP-Freisetzung auf 61
- 4.1.4. Glycerol verringert die Akkumulation PI-bedingter Gag-DRiPs 63
- 4.1.5. Glycerol hat keinen Einfluss auf die Freisetzung und Gag-Prozessierung einer HIV-1 L-Domänen-Mutante 65
- 4.1.6. Glycerol erhöht die Freisetzung vpu-defizienter virusähnlicher Partikel 66

4.2. Molekulare Chaperone 68
- 4.2.1. 17-AAG verringert die Freisetzung und Prozessierung von Nachkommenviren 68
- 4.2.2. 17-AAG verringert die Replikation von HIV-1 in lymphatischen Geweben 70
- 4.2.3. 17-AAG verringert die Replikation von HIV-1 in mononukleären Zellen des peripheren Blutes 72
- 4.2.4. 17-AAG zeigt in Kombination mit PS-341 synergistische Effekte auf die Replikation von HIV-1 73
- 4.2.5. 17-AAG und PS-341 zeigen in den verwendeten Konzentrationen keine Zytotoxizität 74

4.3. PB1-F2 75
- 4.3.1. Synthese von sPR8, sSF2 und sBF2 75
- 4.3.2. Statistisch-mechanistische Vorhersage von Aggregationsdomänen 76
- 4.3.3. Oligomerisierungsstudien der synthetischen Peptide 77

5. Diskussion 84

- 5.1. Chemische Chaperone 84
- 5.2. Molekulare Chaperone 88
- 5.3. PB1-F2 92

6. Zusammenfassung 97

7. Summary 99

8. Abkürzungsverzeichnis 101

9. Literaturverzeichnis 106

10. Danksagung 122

1. Einleitung

1.1. Das humane Immundefizienz-Virus

Seit AIDS (*acquired immunodeficiency syndrome*, "erworbenes Immundefektsyndrom") am 01. Dezember 1981 als eigenständige Krankheit beschrieben wurde, stellt sich die, auf der Infektion mit dem Humanen Immundefizienz-Virus (HIV) induzierte Zerstörung des Immunsystems, basierende Erkrankung in Gestalt einer Pandemie dar. Nach aktuellen Darstellungen der WHO (*world health organization*) und UNAIDS (*united nations programme on HIV/AIDS*) leben ca. 33,4 Millionen (31,1 – 35,8 Millionen, *AIDS epidemic update 2009*) Menschen weltweit mit einer HIV-Infektion. Dies beinhaltet ca. 2,7 Millionen (2,4 – 3,0 Millionen) Neuinfizierte und ca. 2 Millionen (1,7 – 2,4 Millionen) AIDS-bedingte Todesfälle (UNAIDS 2009).

Zwar wurden seit der Entdeckung von HIV verschiedenste Ansätze untersucht, um eine effektive Behandlung gegen HIV und die einhergehenden opportunistischen Erkrankungen zu entwickeln, jedoch besteht auf Grund der hohen Evolutionsrate der HI-Viren wenig Aussicht auf eine effektive Behandlung. Durch Rekombinationen bei der Reversen Transkription und der Anhäufung von Mutationen (Punktmutation, Deletion, Insertion) durch den fehlerhaften Baseneinbau und die fehlende Korrekturfähigkeit (*proof reading*) der Reversen Transkriptase ist die Mutationsrate des HI-Virus ca. 10^6-fach höher als innerhalb des menschlichen Genoms.

Durch die Einführung von HAART (*highly active antiretroviral therapy*) im Jahr 1996, einer Kombinationstherapie aus mindestens drei verschiedenen antiretroviral-wirkenden Medikamenten, war es möglich, die Viruslast unter die Nachweisgrenze der diagnostischen Methoden (PCR/RT-PCR-Verfahren: < 40 Kopien pro ml Serum) zu bringen und durch eine teilweise Immunrekonstitution die Lebenserwartung HIV-positiver Patienten deutlich zu erhöhen. Da das HI-Virus als integriertes Provirus latent in Zellen der Monozyten/ Makrophagen-Linie persistiert, ist eine vollkommene Eliminierung trotz antiretroviraler Therapie nicht möglich. Dieses Virusreservoir und die hohe Mutationsrate von HIV führen letztlich zur Entwicklung von neuen „Quasispezien", die durch Resistenzen gegen die verwendeten Medikamente gekennzeichnet sind.

Da zelluläre Gene eine beträchtlich geringere Mutationsrate aufweisen, wurde in den vergangenen Jahren der Fokus auf die Identifizierung zellulärer Faktoren gelegt, die von HIV für eine effektive Replikation benötigt werden. Solche Faktoren stellen einen mutationsstabilen Angriffspunkt gegen HIV dar, auf die selektiv Einfluss genommen werden kann, ohne jedoch den gesamten Organismus zu schädigen.

1.1.1. Retroviren

Die *Retroviridae* (kurz für Reverse Transkriptase Onkoviren) stellen eine große und diverse Familie behüllter RNA-Viren dar, die durch ihre ähnliche Struktur und replikativen Eigenschaften charakterisiert [Übersicht in (Coffin, *et al.* 1997)] und im Weiteren in α-, β-, γ-, δ- und ε-Retroviren, sowie die *Spuma*- und *Lentiviren* unterteilt sind.

Die Subfamilien des Humanen Immundefizienzvirus 1 (HIV-1) und 2 (HIV-2) bilden mit dem Affenimmundefizienzvirus (SIV, *simian immunodeficiency virus*) die Familie der *Lentiviren*, wobei die Bezeichnung *lenti* (*lentus* lat.: langsam) auf die lange Zeitspanne zwischen Infektion und Ausprägung von Krankheitssymptomen hinweist.

Auf Grund phylogenetischer Analysen wird HIV-1 in die vier Gruppen M (*major* oder *main*), O (*outlier*), N (*non-M, non-O*) und P unterteilt (Coffin, *et al.* 1986, Plantier, *et al.* 2009). Mehr als 90 % der HIV-1-Infektionen fallen in die Gruppe M, die wiederum in neun Subtypen unterteilt wird, die mit A, B, C, D, F, G, H, J und K bezeichnet werden. Eine Koinfektion mit verschiedenen Subtypen kann zur Entstehung von rekombinanten Formen führen, die als *circulating recombinant forms* (CRFs) bezeichnet werden.

Ein besonderes Merkmal der *Retroviridae* stellt ihre Eigenschaft dar, die in den Virionen verpackte RNA mittels der ebenfalls im Virion befindlichen Reversen Transkriptase (RT) und Integrase (INT) in DNA-Intermediate umzuschreiben und in das Wirtsgenom zu integrieren. Dies macht es dem Immunsystem unmöglich das Virus aus dem Organismus zu eliminieren. Das integrierte Provirus ist durch die identischen regulatorischen Sequenzen (LTR, *long terminal repeats*), die während der reversen Transkription generiert wurden und die kodierenden Bereiche flankieren, charakterisiert. Die Genome der infektiösen Retroviren bestehen in der Regel aus drei Hauptgenen, welche als *gag* (*group specific antigen*), *pol* (*polymerase*) und *env* (*envelope*) bezeichnet werden. Sowohl die *Spuma*- und *Lentiviren* als auch die δ-Retroviren sind durch die Translation weiterer regulatorischer und akzessorischer Proteine charakterisiert, die häufig aus mehreren Exons bestehen und von mehrfach gespleißten mRNA-Spezies translatiert werden. So kodiert das HIV-1 Genom, die genomische Organisation ist in Abbildung 1-1 dargestellt, sechs weitere kleine Proteine. Diese sind in einigen Zelllinien nicht essenziell (Ausnahmen sind Rev und Tat), besitzen aber *in vivo* für die Pathogenese und Verbreitung eine große Bedeutung.

1.1.2. HIV-1: Morphologie und Replikation

Die infektiösen Viruspartikel von HIV-1 haben einen Durchmesser von etwa 110 nm. Die Partikel sind von einer Lipoproteinhülle umgeben, die sich von der Wirtszelle ableitet. In dieser Hülle sind 72 etwa 10 nm große *env*-Glykoproteinkomplexe (gp160) eingelagert, die aus einem externen Anteil (gp120) und einem Transmembranprotein (gp41) bestehen (Chan, et al. 1997). Das p17-Matrixprotein (MA) ist an der Innenseite der Virushülle verankert. Das konische p24-Kapsidantigen (CA) umschließt das virale Genom, welches aus zwei Kopien einzelsträngiger RNA in Plusstrangorientierung mit einer 5' Cap-Struktur und einer 3' Polyadenylierung besteht (Vaishnav und Wong-Staal 1991). Das Genom umfasst etwa 9200 Basenpaare und enthält neben den Genen *gag*, *pol* und *env* zusätzlich die akzessorischen Gene *nef*, *vif*, *vpr* und *vpu* sowie die regulatorischen Gene *tat* und *rev*. An das Genom ist das Nukleokapsid (NC, p7) angelagert, mit dem die viralen Enzyme Integrase (INT), Protease (PR) und Reverse Transkriptase (RT) assoziiert sind. Ein schematischer Überblick des HIV-1 Genoms, mit den Funktionen der akzessorischen und regulatorischen Gene, ist in Abbildung 1-1 gezeigt.

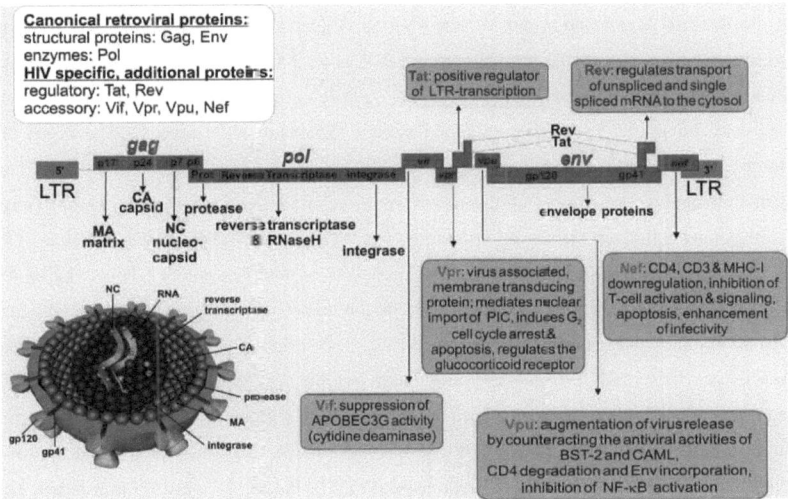

Abb. 1-1: Genomische Organisation von HIV-1. Schematischer Überblick des HIV-1 Genoms mit den 3 Hauptgenen der Retroviren: die Strukturgene *gag* und *env* (blau), der Enzymvorläufer *pol* (grün) sowie die 6 zusätzlichen Gene. Die zusätzlichen Gene sind regulatorisch wie *tat* und *rev* oder akzessorisch wie *vpr*, *vpu*, *vif*, und *nef*. Des Weiteren ist die schematische Struktur eines reifen HIV-1 Viruspartikels gezeigt [nach (Klinger und Schubert 2005)].

Der initiale Schritt im HIV-1 Replikationszyklus ist die Bindung des Glykoproteins gp120 an den zellulären CD4-Rezeptor, der vor allem auf T-Lymphozyten, Makrophagen, Monozyten und dendritischen Zellen exprimiert wird, und die darauf folgende Fusion der Virusmembran mit der Wirtszellmembran. Diese Bindung an CD4 induziert Konformationsänderungen innerhalb des gp120, die dann eine Interaktion der V3 Schleife von gp120 mit dem jeweiligen Korezeptor, den Chemokinrezeptoren CXCR4 oder CCR5, ermöglicht. X4-trope Viren nutzen den α-Chemokinrezeptor CXCR4 zur Infektion von T-Lymphozyten, während der β-Chemokinrezeptor CCR5 für R5-trope Viren als Korezeptor zur Infektion von Makrophagen und Monozyten dient. Zusätzlich gibt es dualtrope Virusisolate, die sowohl CXCR4 als auch CCR5 als Korezeptor nutzen können (Doms und Peiper 1997, Moore, *et al.* 1997).

In Analogie zu dem Hämagglutinin von Influenza-A-Viren wurde postuliert, dass nach dieser Bindung auch die Ektodomäne von gp41 eine Konformationsänderung erfährt, die deshalb oft mit einer „Schnappfeder" verglichen wird (Chan, *et al.* 1997, Sattentau und Moore 1991). Dabei kommt es zu einer Insertion des hydrophoben gp41-NH_2-terminalen Endes (gp41-Fusionspeptid) in die Membran der Zielzelle. Dies führt zur Verschmelzung der beiden Membranen und zur Freisetzung des Kapsids in die Wirtszelle. Nach der Auflösung des Kapsids, dem sogenannten *uncoating*, erfolgt die Reverse Transkription der viralen RNA in doppelsträngige DNA durch die mit dem Ribonucleoproteinkomplex assoziierte RT (Auewarakul, *et al.* 2005). Diese DNA gelangt durch die Ausbildung des Präintegrationskomplexes (PIC, *pre-integration complex*), bestehend aus Matrixprotein, Integrase, Vpr und zellulären Faktoren (Sherman und Greene 2002), durch die Kernporen in den Zellkern und wird durch die Integrase an einer willkürlichen Stelle im Wirtsgenom integriert. Dieser Integrationsprozess ist essenziell für die Expression der viralen Gene. Nach Anlagerung zellulärer Transkriptionsfaktoren wie NFκB an die U3-Region der viralen LTR-Region (*long terminal repeat*) kommt es zur Polymerase II vermittelten initialen Transkription der regulatorischen HIV-Proteine Tat und Rev. Tat wiederum bindet an TAR (*transactivation response element*) im Zellkern und stimuliert dadurch die weitere Transkription viraler mRNA, insbesondere die Ausbildung langer RNA-Transkripte. Rev aktiviert die Expression der strukturellen und enzymatischen Gene und inhibiert gleichzeitig die Produktion regulatorischer Proteine. Weiterhin vermittelt Rev den Kernexport einfach- und ungespleißter mRNA. Die transkribierte und teilweise gespleißte mRNA wird größtenteils in Polyproteine ($Pr55^{Gag}$, $Pr160^{Gag-Pol}$, gp160) translatiert. Die virale Protease bedingt die Prozessierung der Gag- und Gag/Pol-Vorläuferproteine in die MA-, CA-, NC-, p6-Proteine sowie die RT und INT (Kohl, *et al.* 1988). Das Gag-Polyprotein ist für die Assemblierung der Viruspartikel und die Knospung von der Wirtszellmembran notwendig. Hierbei wird MA myristoyliert und vermittelt somit den Transport an die Zytoplasmamembran. CA reguliert die Assemblierung von Gag, während NC die Verpackung des viralen Genoms steuert. Die

Glykoproteine werden als gp160 im Endoplasmatischen Reticulum synthetisiert und durch eine zelluläre Protease gespalten. Die C-terminale Region des Gag-Polyproteins, die p6 Domäne, enthält zwei Assemblierungsdomänen (L-Domänen, *late-assembly domains*), welche direkt an Faktoren des zellulären endosomalen Sortierungskomplexes (ESCRT, *endosomal sorting complex required for transport*) binden (Usami, *et al.* 2009). Diese Bindung reguliert die effektive Abtrennung der assemblierten Virionen von der Wirtszellmembran. Somit werden nicht-infektiöse, unreife Viruspartikel, die hauptsächlich ungespaltene Polyproteine enthalten, abgeschnürt. Bedingt durch die Zusammensetzung der Virusproteine herrscht in den noch unreifen Viren ein leicht saurer pH-Wert, was die Dimerisierung der Proteasedomänen und die autokatalytische Spaltung zur Protease ermöglicht. Die Reifung der Viren erfolgt nach der Knospung durch die Prozessierung der Gag- und Gag/Pol-Proteine in ihre abgeleiteten Proteine, wobei die PR autokatalytisch vom Gag/Pol-Vorläuferprotein freigesetzt wird. Zeitgleich erfolgt eine geordnete Umstrukturierung, die mit der Ausbildung des kegelförmigen Kapsid einhergeht. Nach diesen Schritten sind die Viren gereift und in der Lage weitere Zellen zu infizieren (Replikationszyklus Abb. 1-2).

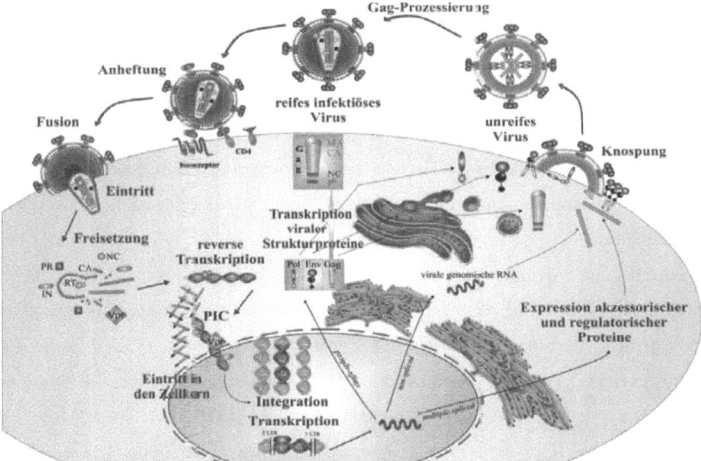

Abb. 1-2: Replikationszyklus von HIV-1. Schematischer Überblick über die einzelnen Replikationsschritte des HI-Virus.

1.1.3. Wirtszellfaktoren nehmen Einfluss auf die Replikation von HIV-1

Der Transport und die Assemblierung der viralen Proteine während der späten Prozesse des viralen Replikationszyklusses der Retroviren sind abhängig von verschiedenen zellulären Faktoren. Hierbei stellen das Ubiquitin-Proteasom-System (UPS) und das Chaperon-System der Wirtszelle essenzielle Punkte der Interaktion zwischen der Zelle und dem Virus dar.

Das Ubiquitin-Proteasom-System beeinflusst den viralen Replikationszyklus

Das Ubiquitin-Proteasom-System ist das zentrale proteolytische System der Zelle, welches neben dem Abbau fehlgefalteter Proteine auch für den kontrollierten Abbau regulatorischer Proteine verantwortlich ist. Ein essenzieller Schritt hierfür ist die Ubiquitinierung, bei der sowohl zelluläre als auch virale Proteine reversibel post-translational modifiziert und somit in ihrer Aktivität moduliert werden (Hershko und Ciechanover 1998, Jesenberger und Jentsch 2002, Welchman, *et al.* 2005).

Prinzipell unterscheidet man zwei Arten der Ubiquitinierung, die Mono- und die Poly-ubiquitinierung. Hierbei wird das Ubiquitin (Ub) durch ein komplexes System aus Ub-aktivierenden Enzymen (E1), Ub-konjugierenden Enzymen (E2), Ub-Ligasen (E3) und dem Ubiquitinketten-Assemblierungsfaktor (E4) an das Zielprotein angeheftet (Koegl, *et al.* 1999). Dies erfolgt durch die Ausprägung einer Isopeptidbindung zwischen der Carboxylgruppe des endständigen Glycins des Ubiquitins und der ε-Aminogruppe von Lysinseitenketten, entweder des Zielproteins oder weiterer Ubiquitinmoleküle.

Je nach Anzahl und Art der Verknüpfung der Ubiquitine resultieren hieraus verschiedene Funktionen (Abb. 1-3). Eine über Lysin48 verknüpfte Ubiquitinkette von mindestens vier Ubiquitinen dient als Erkennungssignal für den proteasomalen Abbau (Voges, *et al.* 1999). Die daraus resultierenden Peptide können zur MHC-I-vermittelten Antigenpräsentation (*major histocompatibility complex-I*) verwendet werden (Kloetzel 2001). So wurde auch für HIV-1 nachgewiesen, dass das Kapsid des eingedrungenen Virus zum Teil über das Ubiquitin-Proteasom-System degradiert wird (Schwartz, *et al.* 1998). Demgegenüber stehen die Verknüpfung der Ubiquitinketten über Lysin63 und die Monoubiquitinierung, wodurch die Funktion der Proteine beeinflusst wird (Pickart und Fushman 2004).

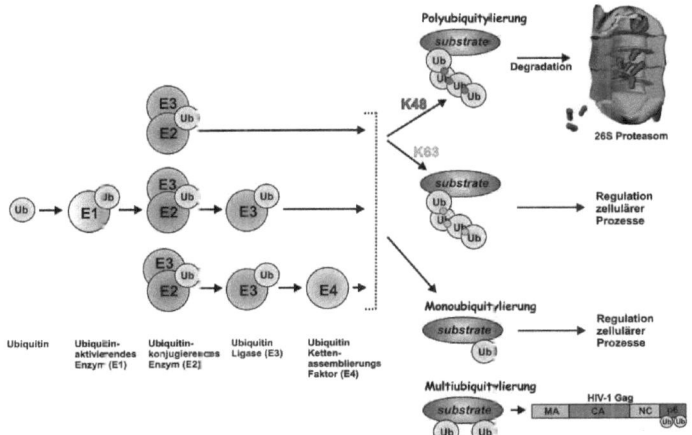

Abb. 1-3: Funktion des Ubiquitin-Proteasom-Systems. Ubiquitin (Ub) wird durch das Ub-aktivierende Enzym E1 unter ATP-Verbrauch aktiviert und auf das Ub-konjugierende Enzym E2 übertragen. Von E2 kann Ub direkt auf das Substrat übertragen werden, wenn es an eine E3-Ubiquitin Ligase gebunden ist. Dies geschieht, wenn die E3-Ligase zu der Familie der RING-Finger E3-Ligasen gehört. Enthält die E3-Ligase eine HECT-Domäne, wird das aktivierte Ub zunächst auf die E3-Ligase übertragen, um anschließend mit dem Substrat verknüpft zu werden. Für die Ausbildung von Poly-Ub Ketten wird in manchen Fällen ein spezifischer Ubiquitinketten-Assemblierungsfaktor (E4) benötigt. Ubiquitinierungen resultieren entweder in mono- oder polyubiquitinierten Substraten. Eine K48-verknüpfte Ub-Kette dient als Erkennungssignal für den Abbau des Substrats durch das 26 S Proteasom, eine K63-Verknüpfung und die Monoubiquitinierung hingegen zur Regulation zellulärer und viraler Funktionen. Multiubiquitinierung an zwei benachbarten Lysinen desselben Proteins ist für das HIV-1 Gag Pr55 p6-Protein dargestellt [nach (Klinger und Schubert 2005)].

Auch das HIV-1-Protein p6 wird an den Lysinen K27 und K33 monoubiquitiniert. Die Mutation von Ubiquitinakzeptorstellen bedingt eine Verschiebung der Ubiquitinierungsmaschinerie (Hou, et al. 1994) und führt zur Ausprägung mono- und diubiquitinierter Formen von MA, CA und NC (Gottwein, et al. 2006, Gottwein und Krausslich 2005). Des Weiteren konnte gezeigt werden, dass nach Hemmung des Proteasoms polyubiquitinierte HIV-1 Proteine, sogenannte *defective ribosomal products* (DRiPs), in der Zelle akkumulieren (Ott, et al. 2000, Schubert, et al. 2000). Diese DRiPs können in der Lage sein, in einer prionenartigen Art und Weise mit den nativen viralen Proteinen zu interagieren und somit die Assemblierung der viralen Proteine an der Zellmembran, die Knospung und letztendlich auch die Reifung der viralen Partikel negativ zu beeinflussen (Abb. 1-4).

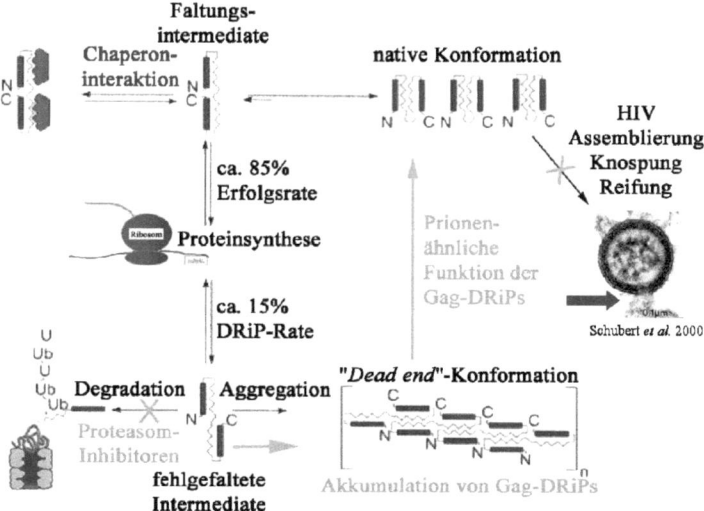

Abb. 1-4: Schematischer Überblick über die Aggregation und mögliche Auswirkung von Gag-DRiPs. Während ein Großteil (~ 85 %) der translatierten Polypeptide unter dem Einfluss von Chaperonen ihre native Konformation erreicht, werden missgefaltete oder fehlerhafte Polypeptide (~ 15 %) über das Ubiquitin-Proteasom-System degradiert oder aggregieren zum geringen Teil in der Zelle. Durch die Hemmung der Aktivität der Proteasomen in HIV-1 infizierten Zellen akkumulieren die meisten der polyubiquitinierten und missgefalteten Gag-Proteine als Gag-DRiPs in der Zelle. Diese Gag-DRiPs können in einer trans-dominant negativen Art und Weise, ähnlich wie Prionen, auf native Gag-Proteine einwirken und die streng organisierten Prozesse der Virusassemblierung, -knospung und -reifung negativ beeinflussen [nach (Kopito 2000)].

1.2. Das Chaperon System

Einer der komplexesten Vorgänge innerhalb einer Zelle stellt die Proteinfaltung dar. Die Polypeptidkette nimmt hierbei den strukturierten oder biologisch aktiven Zustand, die sogenannte native Proteinstruktur, ein. Durch die Zunahme der Größe und Komplexität der Proteine während der Evolution, gewann die Aufgabe, diese Proteine in eine native Form zu falten, an Bedeutung. So entwickelte sich in den Zellen ein komplexes System von Faltungshelfern, die molekulare Chaperone benannt wurden (Frydman 2001, Young, et al. 2004). Neben diesen spezifisch wirkenden molekularen Chaperonen können auch verschiedene chemische Substanzen Effekte auf die Struktur und Löslichkeit von Proteinen haben [Überblick: (Timasheff 1993)].

1.2.1. Chemische Chaperone

Bereits 1932 publizierte Green (Green 1932) das Prinzip des Aussalzens von Proteinen durch Erhöhung der Ionenstärke der wässrigen Phase, welches immer noch bei der Aufreinigung und Aufkonzentration von Proteinen Anwendung findet. Darüber hinaus kann die Zugabe hoher Konzentrationen von chaotropen Solventien (6 M GdnHCl, 8 M Harnstoff) zur Denaturierung der Proteine und somit zu ihrer biologischen Inaktivierung beitragen (Neurath, et al. 1944). Alternativ kann die native Struktur und somit auch die Funktionalität eines Proteins durch Verwendung von Glycerol (10 %) oder Saccharose (1 M) stabilisiert werden. Für die denaturierenden Agenzien konnte eine direkte Proteinbindung nachgewiesen werden (Simpson und Kauzmann 1953), während die Protein-stabilisierende Wirkung einiger Substanzen durch deren Ausschluss von der Proteinoberfläche begründet liegt. Diese Vorgänge wurden grundlegend von Timasheff (Timasheff 1993) in der sogenannten thermodynamischen Drei-Komponenten-Theorie beschrieben, wobei neben dem entsprechenden Protein und dem Solvenz auch Wasser als dritte Komponente einbezogen wird. Die Experimente mittels Dialyse-Taschen zeigten (Abb. 1-5), dass das Solvenz entweder am Protein gebunden (*preferential binding*) oder aus thermodynamischen Gründen von dessen Oberfläche ausgeschlossen wird (*preferential hydration / preferential exclusion*). Ein denaturiertes oder fehlgefaltetes Protein ist durch eine größere Oberfläche im Vergleich zum nativen Protein charakterisiert. Dies korreliert mit einem höheren Anteil an präferenziell ausgeschlossenem Solvenz, in Folge dessen die freie Energie des Systems erhöht wird. Dem wirkt, basierend auf dem Prinzip von LeChatelier, das System entgegen, in dem das Protein die Konformation des geringsten Ausschlussvolumens annimmt. Dies ist gleichbedeutend mit der nativen Konformation.

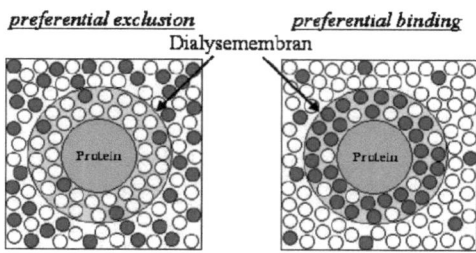

Abb. 1-5: Schematische Darstellung des präferenziellen Ausschlusses und der präferenziellen Bindung. Im Gegensatz zur präferenziellen Bindung (rechte Abbildung) liegt das Solut (rot) beim präferenziellen Ausschluss verstärkt außerhalb des Proteins vor. Da in diesem Fall vermehrt Wassermoleküle (weiß) das Protein umgeben, spricht man auch von der präferenziellen Hydratisierung [nach (Arakawa, et al. 2006)].

Begründet durch ihren positiven Einfluss auf die Proteinfaltung, die jedoch nicht auf einer direkten aktiven Faltungshilfe wie bei den molekularen Chaperonen basiert, wurden diese Protein-stabilisierenden Agenzien chemische Chaperone benannt (Tatzelt, et al. 1996). Um ungünstigen Umweltbedingungen, die zu Proteindenaturierungen führen könnten, zu widerstehen, nutzen Organismen verschiedene chemische Chaperone. So wird zum Beispiel in der Säugerniere einem hyperosmotischen Stress mit der Akkumulation verschiedener niedrig-molekularer organischer Solute, welche durch den Terminus zelluläre Osmolyte beschrieben werden, entgegengewirkt. Diese zellulären Osmolyte lassen sich in 3 Klassen (Tabelle 1) unterteilen.

Tabelle 1: Zelluläre Osmolyte [nach (Welch und Brown 1996)].

Kohlenhydrate	Aminosäuren & Derivate	Methylamine
Arabitol	Alanin	Betain
Glycerol	Glutaminsäure	Glycerophosphorylcholine
Mannitol	Prolin	Sarcosine
Mannose	γ-Aminobuttersäure	Trimethylamin-N-oxid
Sorbitol	Taurin	
	Sucrose	
	Trehalose	
	Myo-Inositol	

Hierbei können die ersten beiden Gruppen wiederum als kompatible Solute zusammengefasst werden, da sie in hoher Konzentrationen in der Zelle akkumulieren können ohne die Proteinfunktionen zu beeinflussen. Methylamine hingegen werden als kompensatorische Osmolyte bezeichnet, da sie denaturierendem Harnstoff, zum Beispiel im Muskelgewebe von Salzwasserfischen oder in der Säugerniere, entgegenwirken und dort in einem Verhältnis von 2:1 (Harnstoff : Osmolyt) akkumuliert vorliegen (Yancey, et al. 1982).

Die Aggregation fehlgefalteter Proteine im menschlichen Körper kann zu diversen Erkrankungen, auch konformationelle Erkrankungen genannt, führen. Durch die Applikation von chemischen Chaperonen ist es möglich, die Symptome zu lindern oder sogar eine Heilung zu erzielen. Eine Zusammenfassung der bisher in der medizinischen Forschung zur Anwendung gekommenen chemischen Chaperone ist in Tabelle 2 dargestellt.

Tabelle 2: Überblick über in der medizinischen Forschung angewandte chemische Chaperone. (TMAO – Trimethylamin-N-oxid; D_2O – Deuteriumoxid, DMSO – Dimethylsulfoxid)

Erkrankung	Protein	chemisches Chaperon	Quelle
Alzheimer	ß-Amyloid	Glycerol, TMAO	(Yang, et al. 1999)
Krebs	Ubiquitin-Aktivierendes Enzym E1	Glycerol, TMAO, D_2O	(Brown 1996)
	Glucocorticoid-Rezeptor	Glycerol, TMAO, D_2O	(Baskakov, et al. 1999)
	p53	Glycerol, TMAO, D_2O	(Brown 1996)
	Pp60	Glycerol, TMAO, D_2O	(Brown 1996)
Zystische Fibrose	CFTR	Glycerol, TMAO, DMSO	(Sato, et al. 1996)
Emphysem & Lebererkrankung	α1-Antitrypsin	Glycerol, TMAO	(Burrows, et al. 2000)
Machado-Joseph Erkrankung	Ataxin-3	Glycerol, TMAO, DMSO	(Yoshida, et al. 2002)
Leuzinose	BCKD-Komplex	TMAO	(Song und Chuang 2001)
Menkes-Syndrom	MNK	Glycerol	(Kim, et al. 2002)
Nephrogener Diabetes Insipus	Aquaporin-2	Glycerol, TMAO, DMSO	(Tamarappoo, et al. 1999)

1.2.2. Molekulare Chaperone

Die Struktur neu synthetisierter Proteine ist durch ihre Primärsequenz bestimmt (Anfinsen 1973). So können sich zum Beispiel kleine Proteine wie die Ribonuklease spontan in die richtige Konformation falten. Die meisten größeren Proteine hingegen benötigen zur Faltung in ihre funktionale Konformation die Aktivität einer hochkonservierten, komplexen Proteinmaschinerie: den molekularen Chaperonen [(Netzer und Hartl 1998); historischer Überblick über das Konzept der molekularen Chaperone: (Pelham 1986)]. Diese interagieren mit den Proteinen und beschleunigen deren korrekte Faltung durch Beeinflussung der nicht-kovalenten Wechselwirkungen, ohne jedoch selbst Teil der Struktur zu werden.

Im Rahmen dieser Arbeit lag der Fokus auf den Hitzeschockproteinen (Hsp), der bedeutendsten Gruppe innerhalb der molekularen Chaperone. Die Benennung erfolgte, da sich ihre gesteigerte Syntheserate nach einem Hitzeschock entgegengesetzt zu der Syntheserate anderer Proteine verhielt. Nach der ersten Beschreibung im Jahr 1962 (Ritossa 1962) zeigte sich, dass die erhöhte Syntheserate nicht nur nach einem Hitzestimulus, sondern auch nach einem Nährstoffmangel, oxidativem oder anderem Stress auftrat, was normalerweise zur Proteindenaturierung führte (Hartl und Hayer-Hartl 2002, Morimoto, *et al.* 1997). Die in Pro- und Eukaryoten beschriebenen Hitzeschockproteine wurden anhand ihrer molekularen Größe in verschiedene Gruppen klassifiziert. Die Hitzeschockproteine der Säuger sind in Tabelle 3 aufgeführt.

Tabelle 3: Übersicht über die Hitzeschockproteine (Hsp) der Säuger.

(Chang, et al. 2007, Macario und Conway de Macario 2005, Tang, et al. 2007)

Chaperon Familie	Chaperon	Lokalisation	Aktivität
Hsp70	Hsc70 (Hsp73), Hsp70 (Hsp72)	Zytosol Nukleus, ER);	Hsc70/Hsp73 unterstützt die konstitutive Faltung und den Transport von Proteinen zu den Organellen (Mitochondrien, Hsp70/Hsp72 ist durch Hitze-Stress induzierbar und vermittelt ähnliche Funktionen als Reaktion auf die durch Stress-induzierte Zunahme der Proteinfehlfaltung und -aggregation
	Hsp110	Zytosol	Stressreaktion; Verhinderung der Proteinaggregation
	Hsp70L1	Zytosol	Unterstützung der Faltung neu synthetisierter Proteine am Ribosom
	Bip/Grp78	ER	Bindung an Faltungs- und Translokationsintermediate zur Verhinderung der Aggregation; Einfluss auf Kalzium-Homöostase, Translokation, Faltung und Retranslokation von Polypeptiden; Regulator der UPR (*unfolded protein response*)
	mtHsp70 (Grp75/Mortalin)	Mitochondrien	Proteinfaltung und -translokation in den Mitochondrien
Hsp40	Hdj1/2 (Hsp40), Auxilin	Zytosol	Modulation der ATPase-Aktivität und der Peptidbeladung von Hsc70/Hsp70; Auxilin koordiniert das Hsc70-vermittelte *uncoating* von Clathrin-Vesikeln
Hsp90	Hsp90/83/89	Zytosol	Faltung und konformationelle Regulation von Signalproteinen; Regulation von Steroidhormon-Rezeptoren und Kinasen
	Grp94	ER	Faltung und Assemblierung sekretorischer Proteine
Chaperonine	mtHsp60	Mitochondrien	Faltung neu in die Mitochondrien importierter Proteine
	TRiC/CCT	Zytosol	Faltung von mehr als 10 % der zytosolischen Polypeptidketten; Agiert *downstream* der Hsp70-Maschinerie
Kleine Hsp	α-Crystallin/Hsp27	Zytosol	Verhinderung der hitzebedingten Proteinaggregation durch die ATP-unabhängige Ausbildung von Oligomeren mit hohem molekularen Gewicht; Phosphorylierung des Hsp27-Monomers/Dimers reguliert die Polymerisation von Mikrofilamenten
Ribosomen assoziierte Hsp	NAC	Zytosol	Assoziation und Faltungsunterstützung von neugebildeten Polypeptidketten; Heterodimer aus α- und β-Untereinheit, welche vom Peptid nach dem Verlassen des Ribosoms dissoziieren
zusätzliche Chaperone	Calnexin, Calreticulin, PDI, Hsp47 (Colligin)	ER	Faltung der im ER glykosylierten Proteine (Cnx, Crt); Unterstützung der Kollagen- Biosynthese (Hsp47); Förderung der Bildung von Disulfid-Bindungen

Hitzeschockprotein 90 (Hsp90)

Auch Viren nutzen für die Faltung und Assemblierung ihrer viralen Proteine die hochkonservierte zelluläre Maschinerie (Geller, *et al.* 2007, Momose, *et al.* 2002, Naito, *et al.* 2007). Hierbei zeigte sich, dass in einen der zentralsten Kreisläufe, das Hsp90-System, selektiv eingegriffen werden kann.

Das Hsp90-System vermittelt die Faltung, die intrazelluläre Verteilung und die proteolytische Verwertung vieler Regulatorproteine der Zelldifferenzierung und des Zellwachstums. Diese sogenannten *client*-Proteine stellen unter anderem Steroidrezeptoren, Proteinkinasen, Transkriptionsfaktoren und Onkogene dar (Pratt und Toft 2003). Unter Zuhilfenahme verschiedener pharmakologischer Inhibitoren des Hsp90-Systems ist es möglich die *client*-Proteine durch das Ubiquitin-Proteasom-System zu degradieren. In verschiedenen Studien wurde der Einfluss von Hsp90-Inhibitoren auf die virale Replikation nachgewiesen (Burch und Weller 2005, Connor, *et al.* 2007, Geller, *et al.* 2007, Hung, *et al.* 2002, Li, *et al.* 2004, Stahl, *et al.* 2007, Ujino, *et al.* 2009). Hierbei ist größtenteils noch unklar, ob dieser Effekt in der Hemmung der Hsp90-abhängigen Faltung viraler Proteine oder in pleiotropen Effekten, bedingt durch den Einfluss auf zelluläre Proteine, begründet liegt.

Das Hitzeschockprotein 90 (Hsp90) kommt, außer bei Archaea, in allen Pro- und Eukaryoten ubiquitär vor und stellt mit 1-2 % des gesamten löslichen Zellproteins eines der am häufigsten vorkommenden Proteine in der Zelle dar. Unter Stressbedingungen kann dieser Anteil sogar auf 4-6 % ansteigen (Goetz, *et al.* 2003). Im Cytosol menschlicher Zellen wurden zwei Hsp90 Isoformen identifiziert, Hsp90α und Hsp90β, welche beide durch Stress induzierbar sind (Hickey, *et al.* 1986). Strukturell besteht Hsp90 aus drei Domänen: einer hochkonservierten N-terminalen ATPase Domäne zur ATP-Bindung und Hydrolyse, einer Mitteldomäne und einer C-terminalen Dimerisierungsdomäne, über die Homodimere gebildet werden (Whitesell und Lindquist 2005). Jedes einzelne Hsp90 ist weiterhin durch zwei bis drei kovalent gebundene Phosphatmoleküle phosphoryliert (Trepel, *et al.* 2010).

Der Hsp90-Chaperon-Kreislauf

Der Hsp90-Chaperon-Kreislauf (Abb. 1-6) ist von intra- und intermolekularen Wechselwirkungen geprägt und stellt seit einiger Zeit Gegenstand intensiver Forschung dar. Trotz dessen ist der molekulare Mechanismus der *client*-Erkennung noch nicht hinreichend aufgeklärt. Da für Hsp90 keine sequenziellen oder strukturellen Motive innerhalb der *client*-Proteine identifiziert werden konnten, geht man davon aus, dass die *client*-Erkennung über die Co-Chaperone vermittelt wird. Hierbei wird besonders die Interaktion des Hsp70 mit kurzen hydrophoben Motiven, wie sie in neu synthetisierten Polypeptidketten oder bei partiell denaturierten Proteinen auftreten dikutiert (Rudiger, *et al.* 1997).

Der Komplex, gebildet aus dem zu faltenden Polypeptid, HIP, Hsp40 und Hsp70, wird über cdc37 und das Protein HOP auf Hsp90 übertragen. Hierbei wirkt HOP, durch seine beiden TPR-Domänen, welche eine Bindung zu den MEEVD-Domänen sowohl von Hsp70 als auch von Hsp90 ausbilden, als Brückenglied. Dies unterdrückt gleichzeitig, auch durch die Bindung von cdc37 an den N-Terminus von Hsp90, dessen ATPase-Funktion und Dimerisierung.

Nach der Übertragung des Polypeptides auf Hsp90 kommt es zum Komponententausch. Während der Komplex aus HOP, Hsp70 und Hsp40 dissoziiert, binden FKBP52 oder andere Immunophiline Co-Chaperone und ATP an Hsp90. Durch die nun folgende N-terminale Dimerisierung von Hsp90 kommt es zur Ausbildung einer Art Klammer um das Polypeptid, welche durch die Anlagerung von p23 am N-Terminus von Hsp90 weiter stabilisiert wird. Die Anlagerung von Aha1 an die mittlere Domäne von Hsp90 stimuliert die Hydrolyse der gebundenen ATPs und der Faltungsprozess des Polypeptides beginnt. Nach erfolgter Faltung öffnet sich die Klammer und entlässt das gefaltete Protein. Gleichzeitig dissoziieren alle Komponenten von Hsp90 ab und HOP bindet über eine seiner beiden TPR-Domänen erneut die MEEVD-Domänen der C-Termini der Hsp90-Dimere. Somit liegt erneut ein geöffneter Komplex des Hsp90-Dimers vor, auf den ein Polypeptid übertragen werden kann (Kamal, *et al.* 2004, Taipale, *et al.* 2010).

In diesen hochkoordinierten Prozess kann durch Hsp90-Inhibitoren wie Geldanamycin (GM) oder seine Derivate selektiv eingegriffen werden. Diese Substanzen binden die N-terminale ATP-Bindedomäne von Hsp90 und verhindern die ATP-Bindung und Hydrolyse, wobei das Hsp90 im intermediären Komplex gebunden bleibt. Das zu faltende Protein wird anschließend ubiquitiniert und durch das Ubiquitin-Proteasom-System degradiert (Kamal, *et al.* 2004).

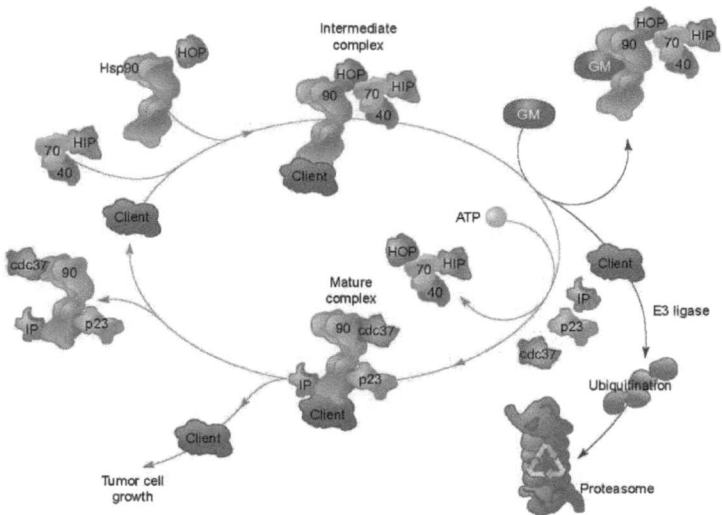

Abb. 1-6: Der Hsp90-Chaperon-Kreislauf. Der Hsp90-Chaperon-Kreislauf stellt einen dynamischen Prozess dar, bei dem das zu faltende Protein an Hsp90 bindet und mit den Co-Chaperonen Hsp40, Hsp70, HIP und HOP einen intermediären Komplex bildet. Nach der ATP-Bindung und Hydrolyse kommt es zur Ausbildung des funktionsfähigen Hsp90-Komplexes, der mit p23, p50/cdc37 und Immunophilinen (IP) substituiert ist und somit die konformationelle Reifung des zu faltenden Proteins bedingt. Hsp90-Inhibitoren, Geldanamycin (GM) oder seine Derivate, binden die N-terminale ATP-Bindedomäne von Hsp90 und verhindern die ATP-Bindung und Hydrolyse, wobei das Hsp90 im intermediären Komplex gebunden bleibt. Das zu faltende Protein wird anschließend ubiquitiniert und durch das Proteasom degradiert (Kamal, et al. 2004).

Selektivität der Hsp90-Inhibitoren und Regulation von Hsp90

Hsp90 liegt unter normalen physiologischen Bedingungen größtenteils unbenutzt in einer nicht-komplexierten Form in den Zellen vor, welche durch eine niedrige Affinität gegenüber Inhibitoren gekennzeichnet ist. Proteotoxische Einflüsse führen zur Komplexierung von Hsp90 mit Co-Chaperonen und somit zu einer Affinitätserhöhung gegenüber ATP bzw. Hsp90-Inhibitoren (Kamal et al. 2004).

Bisherige Studien zeigten, dass Hsp90 in Tumorzellen größtenteils aktiviert in Multi-Chaperonkomplexen vorliegt, welche durch eine erhöhte ATPase-Aktivität und eine 100fach höhere Bindungsaffinität gegenüber 17-AAG (17-Allylamino-17-demethoxygeldanamycin), einen selektiven Hsp90-Inhibitor, charakterisiert sind (Kamal, et al. 2003). Diese verstärkte Bindungsaffinität erklärt ebenfalls, dass Hsp90 bindende Substanzen *in vivo* selektiv in Tumoren akkumulieren (Kamal, et al. 2003, Xu, et al. 2003). Weiterhin konnte nachgewiesen werden, dass auch Krebszellen ein erhöhtes Hsp90-Level aufweisen (Ferrarini, et al. 1992, Gress, et al. 1994, Yano, et al. 1996). Die Transkription von Hsp90 ist durch den Hitzeschock-Transkriptionsfaktor HSF-1 reguliert, der durch den Einfluss von zytosolischem Hsp90 in einer gebundenen inaktiven Form vorliegt (Zou, et al. 1998). Durch proteotoxischen Stress, wie zum Beispiel Hitze, kommt es zur Rekrutierung von Hsp90 und somit zur Rückfaltung partiell fehlgefalteter Proteine. Die hierdurch freigesetzten HSF-1 Proteine trimerisieren und translozieren in den Zellkern, wo sie *hsp90*- und andere Hitzeschockgene transaktivieren (Morimoto 1998).

Legt man zugrunde, dass diese durch Stress induzierte Chaperonaktivität des Hsp90 ATP-abhängig ist, sollte diese Translokation durch einen sehr starken Anstieg der Hsp90-Nutzung und einer entsprechenden Zunahme der Affinität des zellulären Hsp90-*Pools* gegenüber Inhibitoren charakterisiert sein.

Geldanamycin und seine Derivate

Geldanamycin ist ein benzochinoides Ansamycin, welches erstmals 1970 aus *Streptomyces sp.* isoliert (DeBoer, et al. 1970) und dessen Struktur im selben Jahr bestimmt wurde (Sasaki, et al. 1970). Durch weitere Forschung war es DeBoer möglich, aus einem anderen Bakterienstamm (*Streptomyces hygroscopicus* var. *geldanus* var. *nova*) neben Geldanamycin auch Nigericin, welches als Antibiotikum gegen gram-positive Bakterien Verwendung fand, und zwei weitere Substanzen von geringerer Bedeutung, zu isolieren (BeBoer und Dietz 1976). Bereits ab 1977 erschienen die ersten Publikationen, die auf eine anti-tumorale Wirkung von Geldanamycin hinwiesen (Li, *et al.* 1977, Price, *et al.* 1977, Srivastava, *et al.* 1978). Nachdem Yamaki 1982 publizierte, dass Geldanamycin eher die DNA-Synthese als die RNA- und Protein-Synthese hemmt (Yamaki, *et al.* 1982), zeigte er ebenfalls den anti-tumoralen Wert von Geldanamycin auf (Yamaki, *et al.* 1989). Die Identifizierung des molekularen Angriffspunktes von Geldanamycin gelang letztendlich der Arbeitsgruppe um Len Neckers, die über die Verwendung eines immobilisierten Geldanamycinderivates die Bindung von Hsp90 nachweisen konnten (Whitesell, *et al.* 1994). Bereits die ersten an Mäusen und Hunden durchgeführten vorklinischen Studien zeigten jedoch starke leberschädigende Wirkungen von Geldanamycin (Supko, *et al.* 1995). Es stellte sich heraus, dass eine Derivatisierung an Position 17 von einer Methoxy- zu einer Allyl-Aminogruppe diese leberschädigende Wirkung reduzieren konnte. Dies korrelierte zwar gleichzeitig mit einer schwächeren Bindung an Hsp90, war aber durch die gleiche biologische Aktivität im Vergleich zur Ursprungssubstanz charakterisiert (Schulte und Neckers 1998). Im US-Patent 4261989 sind insgesamt 34 verschiedene Derivatisierungen an Position 17 beschrieben und geschützt (Sasaki und Inoue 1981). Die verschiedenen Derivate werden heutzutage aus speziellen *Streptomyces hygroscopicus*-Stämmen gewonnen, die kein Nigericin mehr produzieren können, um die Reinheit der Substanz zu gewährleisten.

Im Jahr 2004 erteilte die US-Zulassungsbehörde FDA dem Unternehmen Kosan Biosciences für Geldanamycin/17-AAG den Status „Orphan Drug" und ließ es offiziell zur Behandlung der chronischen myeloischen Leukämie (CML) zu.

Die intensive Forschung führte bereits zu weiteren klinischen Studien (Banerji 2009, Solit, *et al.* 2008, Tofilon und Camphausen 2009, Usmani, *et al.* 2009). Zusätzliche Felder, in denen sich die selektive Beeinflussung des Hsp90-Chaperon-Zyklus positiv auf den Krankheitsverlauf auswirkt, stellen unter anderem die Cystische Fibrose (Wang, *et al.* 2006) als auch der Einfluss auf den Verlauf einer Infektion durch Pathogene dar (Burnie, *et al.* 2006, Matthews und Burnie 1992, Zuehlke und Johnson).

1.3. Das Influenza-Virus

Bei der Influenza, auch „echte Grippe" genannt, handelt es sich um eine durch Viren ausgelöste Infektionskrankheit, die jährlich neben einer verstärkten Mortalität in Risikogruppen auch einen bedeutenden ökonomischen Schaden bedingt.

Verursacht wird die Influenza durch Viren der Familie der *Orthomyxoviridae* (griech.: *orthos* richtig, *myxa* Schleim), welche durch ca. 80 – 120 nm große, behüllte, rundlich bis filamentös erscheinende Viren charakterisiert sind. Die einzelsträngige RNA liegt in negativer Polarität und segmentiert vor.

Die *Orthomyxoviridae* werden in fünf Gattungen unterteilt (Kibenge, *et al.* 2004, Leahy, *et al.* 1997, Pringle 1998), die neben den Influenza-Viren A, B und C auch das *Thogotovirus*, mit seinen Spezies *Dhori-* und *Thogoto-Virus*, und ebenfalls das *Isavirus* (*Infectious Salmon Anemia Virus*) beinhalten. Die Unterteilung der Viren erfolgt durch die Anzahl der jeweiligen RNA-Segmente, der serologischen Unterschiede im Nukleoprotein (NP) bzw. Matrixprotein (M) und nach den Oberflächenproteinen Hämagglutinin (HA) und Neuraminidase (NA), welche bei den Influenza-C-Viren durch ein glykosyliertes Hämagglutinin-Esterase-Fusionsprotein (HEF) ersetzt sind (Herrler und Klenk 1991). Während das *Isavirus* durch die HA- und die Acetylesterase-Aktivität der viralen Glykoproteine charakterisiert ist, besitzt das *Thogotovirus* lediglich ein Glykoprotein, welches bei keiner anderen Gattung nachgewiesen werden kann (Morse, *et al.* 1992). Die Klassifizierung der Influenza-A-Viren erfolgt in verschiedene Subtypen anhand der Antigenität der Hämagglutinine- und Neuraminidase-Glykoproteine. Derzeit sind für Influenza-A-Viren 16 HA und 9 NA identifiziert (Fouchier, *et al.* 2005). Für Influenza-B- und C-Viren wurden hingegen keine Subtypen beschrieben.

Während Influenza-B- und C-Viren eher von geringer Bedeutung für den Menschen sind bzw. nur selten ernsthafte Krankheitsverläufe verursachen (Cher und Holmes 2008), sind die Influenza-A-Viren durch jährlich wiederkehrende Erkrankungswellen charakterisiert. Auf Grund der Tatsache, dass Influenza-Viren über Artgrenzen hinweg übertragen werden können, erarbeitete die WHO 1980 eine Nomenklatur, die die Wirtsart nicht mehr berücksichtigt. Somit erhalten neue Isolate die Informationen über den Typ des Isolates (A, B oder C), den Ort der erstmaligen Isolation / der Virusanzucht, die laufende Nummer des Isolates, das Jahr der Isolation und die Formel der Oberflächenantigene.

1.3.1. Epidemiologie und Pandemien

Im Gegensatz zu vielen anderen Viren verursachen Influenza-Viren keine persistierenden oder latenten Infektionen. Die Verbreitung erfolgt meist über Exspirationströpfchen oder Kontaktinfektionen (Wright 2006). Die humanen Influenza-Viren vermehren sich vorrangig in flimmerhaarlosen Epithelzellen des oberen Respirationstraktes, während aviäre Vertreter in den Darmepithelien replizieren. Die Bindung des Virus an die Wirtszelle erfolgt spezifisch über die Hämagglutinine, welche Sialinsäurereste der Wirtszellmembran binden [Zusammenfassung des viralen Lebenszyklus in (Samji 2009)]. Trotz Impfung der Bevölkerung und Verabreichung antiviraler Medikamente weist das Statistische Bundesamt Deutschlands für das Jahr 2007 über 21000 Todesfälle durch die saisonale Grippe aus (Statistisches Jahrbuch 2009 des Statistischen Bundesamtes Deutschlands). Zwei von vielen hierfür verantwortlichen Faktoren liegen in der noch nicht ausreichenden Impfrate der Risikogruppe der über 65-Jährigen aber auch in der allgemein zunehmenden Impfmüdigkeit begründet (Mereckiene, *et al.* 2008).

Im Unterschied zu vielen anderen respiratorischen Viren entwickelten die Influenza-Viren zwei Mechanismen, um erworbene Immunitäten gegen vorangegangene IAV-Infektionen zu umgehen: die Antigen-*Drift* und den Antigen-*Shift* (Wright 2006).

Die Antigen-*Drift* liegt in der Fehlerrate der viralen RNA-Polymerase begründet, welche keine Korrektur-Lesefunktion besitzt. Liegen die dadurch entstandenen Punktmutationen in den antigenen Epitopen der beiden Hauptantigene HA und NA, kann dies zu neuen reinfektiösen Viren führen.

Der Antigen-*Shift* hingegen liegt in der Segmentierung des viralen Genoms begründet. Nach der Infektion eines Organismus mit unterschiedlichen Viren kann es zum Austausch ganzer Gensegmente, der sogenannten Reassortierung, kommen. Derartig tiefgreifende Veränderungen können, wenn es sich um Modifikationen der viralen Oberflächenmoleküle handelt, zu Pandemien führen.

Im letzten Jahrhundert führten Influenza-Viren zu vier Pandemien. Die sogenannte „Spanische Grippe" der Jahre 1918/19 wurde durch ein H1N1-Virus ausgelöst, welches nicht reassortierte. Wahrscheinlich war es ein reines Vogelvirus, welches über Schweine, die sogenannten *mixing vessel* (Mischwirte), auf den Menschen und durch erfolgte Antigen-*Drift* auch von Mensch zu Mensch übertragen wurde. Diese Pandemie kostete über 40 Millionen Menschen das Leben (Johnson und Mueller 2002), wobei über 50 % der Todesfälle in der Grippe-ungewöhnlichen Altersgruppe zwischen 20 und 40 Jahren nachzuweisen waren

(Simonsen, et al. 1998). Die Reassortierung der Gensegmente für HA, NA und PB1 eines aviären H2N2-Stammes mit einem zirkulierenden humanen H1N1-Influenza-Virus führte 1957 zur sogenannten „Asiatischen Influenza" (Kawaoka, et al. 1989, Scholtissek, et al. 1978). Das im Jahr 1968 die „Hong Kong Grippe" auslösende H3N2-Virus war ein Reassortant des H2N2-Virus der „Asiatischen Grippe" mit dem aviären HA und PB1 eines H3-Influenza-Virus (Kawaoka, et al. 1989, Scholtissek, et al. 1978). Dieser Influenza-Stamm zirkuliert bis heute in der Bevölkerung (Lindstrom, et al. 1998).

Im Jahr 1977 wies man einen bereits in den 1950er Jahren zirkulierenden H1N1-Influenza-Stamm vermehrt nach (Nakajima, et al. 1978). Das Ausmaß dieser „Russischen Grippe" blieb jedoch gering, da das Immunsystem der damals über 27-jährigen Personen bereits mit diesem Virus Kontakt hatte. Seitdem kozirkuliert dieses Virus mit dem H3N2-Stamm von 1968 in der menschlichen Bevölkerung.

1.3.2. Genomaufbau

Das Genom der meisten Influenza-Viren besteht aus acht verschiedenen RNA-Segmenten, welche in negativer Polarität, folglich komplementär zu zellulären mRNAs vorliegen. Zwei der acht RNA-Segmente (M und NS) kodieren für mRNAs, die durch den zellulären Spleißmechanismus in jeweils zwei Proteine je RNA-Segment translatiert werden (Lamb und Choppin 1981, Lamb und Choppin 1979). Des Weiteren besitzen die meisten Influenza-A-Viren ein zusätzliches Protein namens PB1-F2, das durch einen alternativen Leserahmen des PB1-Gens translatiert wird (Chen, et al. 2001). Somit kodiert jedes Influenza-A-Virus für insgesamt maximal 11 verschiedene Proteine, die am Beispiel des Virusisolates A/Puerto Rico/8/34 (H1N1) in Tabelle 4 mit den jeweiligen Funktionen zusammengefasst sind.

Da Influenza-A-Viren maximal 11 Proteine exprimieren, entwickelten sich Mechanismen zur Nutzung der Wirtszellmaschinerie. So bildete sich das sogenannte *cap-snatching*, wodurch 5´-methylierte Enden und Poly(A)-Schwänze der zellulären mRNAs zur Transkription viraler RNA genutzt werden (Li, et al. 2001). Weiterhin bedient sich das Virus der zellulären Spleißmaschinerie, um von den Segmenten 7 und 8 jeweils zwei Spleißprodukte (M1 und M2 bzw. NS1 und NS2) zu generieren (Engelhardt und Fodor 2006).

Tabelle 4: vRNA Segmente und kodierte Proteine eines Influenza A/Puerto Rico/8/34 Virus.

RNA-Segment	kodiertes Protein	Protein-größe	vRNA-Länge	Proteinfunktion
1	PB2 (Polymerase Basic 2)	759 aa	2341 nt	Bestandteil der viralen RNA-Polymerase, bindet an die mRNA-Kappe
2	PB1 (Polymerase Basic 1)	757 aa	2341 nt	Bestandteil der viralen RNA-Polymerase, Endonuklease-Aktivität, Elongation
	PB1-F2 (Polymerase Basic 1 – Frame 2)	87 aa		proapoptotische Aktivität
3	PA (Polymerase Acidic)	716 aa	2233 nt	Bestandteil der viralen RNA-Polymerase, Protease
4	HA (Hämagglutinin)	550 aa	1778 nt	Oberflächenglykoprotein, Rezeptorbindung, Fusionsaktivität, Hauptantigen
5	NP (Nukleoprotein)	498 aa	1565 nt	RNA-Bindung, RNA-Synthese, Kernimport
6	NA (Neuraminidase)	454 aa	1413 nt	Oberflächenglykoprotein, Neuraminidaseaktivität
7	M1 (Matrix 1)	252 aa	1027 nt	Matrixprotein, Interaktion mit vRNPs und Oberflächen-proteinen, Kernexport
	M2 (Matrix 2)	97 aa		Membranprotein, Ionenkanal
8	NS1 (Non-Structural Protein 1)	230 aa	890 nt	multifunktional, viraler Interferon-Antagonist
	NS2 (Non-Structural Protein 2)	121 aa		Kernexport der vRNPs

1.3.3. PB1-F2

Im Jahr 2001 wurde das 11. Genprodukt der Influenza-A-Viren identifiziert und PB1-F2 benannt (Chen, et al. 2001). Grundlage dieser Entdeckung war die eigentliche Suche nach MHC-I Epitopen, die von viralen Peptiden stammen, aber außerhalb des Standardleserahmens liegen (Chen, et al. 2001).

PB1-F2 stammt nicht wie die Matrix- und Nichtstruktur-Proteine von gespleißter mRNA, sondern ist in einem zweiten, alternativen „+1" Leserahmen (F2, *frame 2*) des *pb1*-Gens kodiert. Bei einem, als ribosomales *scanning* benanntem Prozess, wandert die 40 S Untereinheit des Ribosoms die mRNA entlang, um an weiteren AUG-Startkodons die Translation zu initiieren (Jackson 2005). Die hierfür nötige ideale Initiationssequenz, die sogenannte „Kozaksequenz" (Kozak 1991), ist nicht nur für PB1, sondern auch für PB1-F2 vorhanden.

Das vom Laborstamm A/Puerto Rico/8/34 (H1N1) exprimierte PB1-F2-Protein weist eine Länge von 87 Aminosäuren und ein Molekulargewicht von 11 kDa auf (Chen, et al. 2001). Durch seine späte Entdeckung ist das PB1-F2-Protein Gegenstand intensiver Forschung. Es konnte gezeigt werden, dass PB1-F2 in den meisten aviären und humanen Influenza-Isolaten als funktionelles Protein mit variablen Längen von 78 bis 90 Aminosäuren detektierbar ist. Während der überwiegende Teil der seit 1950 zirkulierenden H1N1-Stämme PB1-F2 in einer C-terminal verkürzten 57 Aminosäuren-Form exprimiert (Zell, et al. 2007), ist es in Influenza-B-Isolaten nicht vorhanden (Chen, et al. 2001, Zell, et al. 2007).

Bereits bei seiner Erstbeschreibung wurden PB1-F2 pro-apoptotische Eigenschaften zugeschrieben (Chen, et al. 2001), deren Bedeutung im Kontext einer Influenza-A-Infektion jedoch noch nicht vollständig aufgeklärt werden konnten.

2. Material und Methoden
2.1. Material
2.1.1. Verwendete Organismen

Bakterienstämme

E. coli HB101 *(Escherichia coli)*	thi-1 hsdS20 (rB-,mB-) supE44 recA13 ara-14 leuB6 proA2 lacY1 galK2 rpsL20 (Str⁻) xyl-5 mtl-1 (Promega, Mannheim)
E. coli XL1-Blue	recA1 endA1 gyrA96 thi-1 supE44 relA1 lac[F´proAB lacI ^{q}ZΔM15 TN10] (Stratagene, Heidelberg)

Eukaryotische Zelllinien

CEMx174   Suspensionszelllinie; Zellhybrid aus der T-Zelllinie CEM und der B-Zelllinie 721.174 (Salter, *et al.* 1985)

HEK293T   adhärente Zelllinie; humane, embryonale Nierenzelllinie (HEK: *human embryonic kidney*), hergestellt durch die Einbringung gescherter Adenovirus-DNA in embryonale Zellen (Graham, *et al.* 1977), die verwendeten Zellen stellen einen Subklon dar, der zusätzlich das SV40 (*simian virus* 40) T-Antigen exprimiert

HeLaSS6   adhärente Zelllinie; humane, epitheliale, HPV18 (*human papilloma virus* 18) positive Zervixkarzinomzelllinie (Elbashir, *et al.* 2001)

Jurkat   Suspensionszelllinie; CD4$^+$ T-Zell Leukämiezelllinie (Weiss, *et al.* 1984) etabliert aus einer akuten lymphoblastischen Leukämie (ALL) (Schneider und Schwenk 1977)

Primäre Zellen

Tonsillen
Bezug von den Hals-Nasen-Ohren-Kliniken Kopf- und Halschirurgie Erlangen und Olgahospital Stuttgart

PBMC
Periphere mononukleäre Blutzellen (*peripheral blood mononuclear cells*): heterogene Mischung aus allgemein kernhaltigen Zellen des Blutes ohne Granulozyten (Vollblut: Granulozyten [~ 70 %], Lymphozyten [~ 25 %] und Monozyten [~ 5 %]); Bezug von *buffy cocks* aus dem Institut für Transfusionsmedizin Suhl

Humane Immundefizienz-Viren

CXCR4-trop
X4-troper molekularer Klon HIV-1$_{NL4-3}$ (Adachi, *et al.* 1986)

CCR5-trop
isogene Form des X4-tropen HIV-1$_{NL4-3}$ (Adachi, *et al.* 1986), der die 005pf135 V3 Region der R5-tropen Variante kodiert (Papkalla, *et al.* 2002)

2.1.2. Medien zur Kultivierung

Bakterienkulturmedien

LB-Medium	1 %	(w/v) Pepton 140
(*Lysogeny Broth*)	0,8 %	(w/v) NaCl
	0,5 %	(w/v) Bacto-Hefe-Extrakt
	pH 7.2, autoklaviert	

LB-Agarplatten	1,5 %	(w/v) Bactoagar in LB-Medium
	autoklaviert	

Die Selektion transformierter Bakterienklone erfolgte durch Zugabe von Ampicillin zum Kulturmedium bzw. den LB-Agarplatten mit einer Endkonzentration von 100 µg/ml.

Zellkulturmedien

Die Zellkulturmedien DMEM (*Dulbecco´s modified Eagle medium*) und RPMI (*Roswell Park Memorial Institute*) wurden zur weiteren Verwendung mit 10 % (v/v) hitzeinaktiviertem fötalem Kälberserum (FKS), 2 mM L-Glutamin, 170 mM Penicillin und 40 mM Streptomycinsulfat versetzt. Zur Kultivierung der PBMCs wurde RPMI zusätzlich mit 10 U/ml IL-2 und 10 µg/ml PHA, letzteres nur zur Stimulation während der ersten 3 Tage, versetzt. Das Medium zur Kultivierung der Tonsillen bestand aus RPMI, angereichert mit 15 % (v/v) FKS, 2,5 µg/ml Fungizone, 1 mM Sodiumpyruvat, 1 % (v/v) MEM *Non-Essential-Amino-Acid-Solution*, 2 mM L-Glutamin, 40 mM Streptomycin, 170 mM Penicillin und 50 µg/ml Gentamicin.

DMEM Komplett-Medium (*Dulbecco´s modified Eagle medium*)	10 % 2 mM 170 mM 40 mM	(v/v) FKS L-Glutamin Penicillin Streptomycin
RPMI Komplett-Medium (*Roswell Park Memorial Institute*)	10 % 2 mM 170 mM 40 mM	(v/v) FKS L-Glutamin Penicillin Streptomycin
RPMI Komplett-Medium für PBMCs	10 % 2 mM 170 mM 40 mM 10 U/ml 10 µg/ml	(v/v) FKS L-Glutamin Penicillin Streptomycin Interleukin-2 (IL-2) Phytohemagglutinin (PHA-P)
RPMI Komplett-Medium für Tonsillen	15 % 2 mM 170 mM 40 mM 50 µg/ml 2,5 µg/ml 1 mM 1 %	(v/v) FKS L-Glutamin Penicillin Streptomycin Gentamicin Fungizone Sodiumpyruvat (v/v) MEM Non-Essential-Amino-Acid-Solution
Trypsin-EDTA (0,25 %ige Lösung)	140 mM 5 mM 0,25 mM 5 mM 25 mM 0,01 % 0,1 % 0,1 %ige pH 7.5 (mittels HCl)	NaCl KCl Na_2HPO_4 D(+)Glucose Tris EDTA Trypsin Phenolrotlösung

2.1.3. Puffer und Lösungen

Coomassie-Färbung

Probenpuffer	0,1 – 4 %	SDS
(2 x)	126 mM	Tris-HCl, pH 6.8
	20 %	Glycerol
	5 %	ß-Mercaptoethanol
	0,02 %	(w/v) Bromphenolblau

Coomassiefärbelösung	0,5 %	Coomassie Brilliant Blue G-250
	25 %	Isopropanol
	10 %	Essigsäure

| Gelentfärbelösung | 25 % | Methanol |
| | 10 % | Essigsäure |

DNA-Gele

| Agarose | 1 – 1,6 % | (w/v) Agarose in 1 x TAE-Puffer |
| | 0,02 µg | Ethidiumbromid/ml |

DNA-Auftragspuffer	0,2 %	(w/v) Orange G
	0,5 %	(w/v) Xylencyanol FF
	60 %	(v/v) Glycerol
	60 mM	EDTA

TAE-Puffer (1x)	40 mM	Tris-HCl
(*Tris acetate EDTA*)	20 mM	NaAc
	1 mM	EDTA, pH 8.0
	pH 7.5 (mittels Essigsäure)	

FACS

Fixierungs-/	1,0 %	Paraformaldehyd
Permeabilisierungs-	0,1 %	Tween
Lösung	in PBSo (anschließend vortexen)	

FACS-Puffer	5,0 %	(v/v) FKS
	0,1 %	(w/v) NaAc
	in PBS	

Lysispuffer

CHAPS-Lösung	100 mM	NaCl
	50 mM	Tris-HCl, pH 8.0
	5 mM	EDTA
	0,5 %	CHAPS
	Aufbewahrung bei 4 °C	

DOC-Lösung	2 %	Natriumdesoxycholat
	Aufbewahrung bei 4 °C	

CHAPS-DOC	85,7 %	CHAPS-Lösung
	14,3 %	DOC-Lösung
	1 mM	PMSF
	5 mM	NEM
	20 µM	zLLL
	0,1 %	Benzonase
	1	Protease Inhibitor Cocktail-Tablette je 1 l CHAPS-DCC-Lysispuffer

RIPA	150 mM	NaCl
	50 mM	Tris-HCl, pH 7.8
	1 %	Nonidet P-40
	0,5 %	Natriumdesoxycholat
	0,1 %	SDS
	5 mM	EDTA
	0,2 mM	PMSF
	1 mg/ml	Pepstatin A
	1 µg/ml	Leupeptin
	1 µg/ml	Aprotinin
	1	Protease Inhibitor Cocktail-Tablette je 1 l RIPA-Lysispuffer

P-20 Assay

Diluent	20 mM	HEPES, pH 8.2
	1 mM	EDTA, pH 8.0
	10 %	Glycerol
	Aufbewahrung bei 4 °C	

| Lysispuffer | 5 mM | EDTA, pH 8.0 |
| | Aufbewahrung bei 4 °C | |

Stabilisierungspuffer	40 mM	HEPES, pH 8.2
	1 mM	EDTA, pH 8.0
	20 %	Glycerol
	Aufbewahrung bei 4 °C	

Ys-Reaktionspuffer	26 mM	HEPES
	0,7 mM	EDTA
	0,065 %	SDS
	1,3 %	DMSO
	78 µM	Ys (Zugabe kurz vor Benutzung)

PCR

dNTPs	2,5 mM	dATP
	2,5 mM	dCTP
	2,5 mM	dGTP
	2,5 mM	dTTP
	(Eppendorf, Hamburg)	
PCR-Puffer (10x)	100 mM	Tris-HCl, pH 8.3
	500 mM	KCl

Pulse-chase

Chase-Medium	10 %	(v/v) FKS
	10 mM	L-Methionin
	5 mM	HEPES
	2 mM	L-Glutamin
	170 mM	Penicillin
	40 mM	Streptomycin
	in RPMI	
SDS-DOC-Puffer	50 mM	Tris-HCl, pH 7.4
	300 mM	NaCl
	0,1 %	(v/v) SDS
	0,1 %	(w/v) DOC
	2 mM	(v/v) PMSF
Starvation-Medium	5 mM	HEPES
	2 mM	Cystein
	2 mM	L-Glutamin
	in RPMI (ohne Methionin und FKS)	

Triton-Waschpuffer	50 mM	Tris-HCl, pH 7.4
	300 mM	NaCl
	0,1 %	Triton X 100
	2 mM	(v/v) PMSF
	Aufbewahrung bei 4 °C	
ProSieve®-Fixierer	50 %	MeOH
	10 %	Essigsäure
ProSieve®-Sammelgel 6 %	10 %	(v/v) ProSieve®50 Gel Solution
	130 mM	Tris-HCl, pH 6.8
	0,1 %	SDS
	0,1 %	APS
	0,1 %	TEMED
ProSieve®-Trenngel 12 %	24 %	(v/v) ProSieve®50 Gel Solution
	375 mM	Tris-HCl, pH 8.8
	0,1 %	SDS
	0,1 %	APS
	0,04 %	TEMED
ProSieve®-Stabilisator	1 M	Salicylsäure
	10 %	Glycerol

RT-Assay

Master-Mix	60 mM	Tris-HCl, pH 7.8
	75 mM	KCl
	5 mM	$MgCl_2$
	0,1 %	Nonidet P-40
	2,02 mM	EDTA, pH 8.0
	5 µg/ml	Poly-A
	0,16 µg/ml	Oligo-dT

RT-Master-Mix	4 mM	DTT
	6 µCi/ml	[α-^{32}P]dTTP
	in Master-Mix	
20 x SSC	3 M	NaCl
	0,3 M	Na$_3$Citrate x 2 H$_2$O
	pH 7.0 (mittels NaOH)	

Westernblot

Blockierungspuffer	5 %, 10 %	Magermilchpulver
	in PBS-T	
ECL-Lösung A	0,1 M	Tris, pH 8.6
	25 %	(w/v) Luminol
ECL-Lösung B	0,11 %	(w/v) Parahydroxycoumarinsäure in DMSO
ECL-Lösung Komplett	1 %	ECL-Lösung B
	0,031 %	H$_2$O$_2$-Lösung (30 %)
	in ECL-Lösung A	
PBS	137 mM	NaCl
	2,68 mM	KCl
	7,3 mM	Na$_2$HPO$_4$
	1,47 mM	KH$_2$PO$_4$
	0,49 mM	MgCl$_2$
	0,91 mM	CaCl$_2$
	pH 7.3 (mittels Essigsäure)	
PBS-Tween	0,1 %	(v/v) Tween 20 in PBS
Sammelgelpuffer	1 M	Tris-HCl, pH 6.8

Sammelgel (6%)	17 %	Rotiphorese® Gel 30 (37,5:1)
(nach Laemmli)	130 mM	Tris, pH 6.8
	0,1 %	SDS
	0,1 %	APS
	0,01 %	TEMED
SDS-Laufpuffer (1 x)	25 mM	Tris
	250 mM	Glycin
	0,1 %	(w/v) SDS
SDS-Probenpuffer	4 %	(w/v) SDS
(2 x)	126 mM	Tris-HCl, pH 6.8
	20 %	(v/v) Glycerol
	5 %	(v/v) ß-Mercaptoethanol
	0,02 %	(w/v) Bromphenolblau
Strippingbuffer I	100 mM	Glycin
	pH 2.9 (mittels HCl)	
Strippingbuffer II	0,2 M	NaOH
Transferpuffer (1x)	20 %	(v/v) Methanol
(*semidry*)	in 1 x SDS-Laufpuffer	
Transferpuffer (1x)	25 mM	Tris
(*tankblot*)	200 mM	Glycin
	20 %	(v/v) Methanol
Trenngelpuffer	1,5 M	Tris-HCl, pH 8.8

Trenngel	33 %	Rotiphorese® Gel 30 (37,5:1)
(nach Laemmli)	375 mM	Tris, pH 8.8
	0,1 %	SDS
	0,1 %	APS
	0,04 %	TEMED

2.1.4. Beads

Beads für die IP

- 3-maliges Waschen der Sepharose-G-*beads* (200 µl je Ansatz) in kaltem Triton-Waschpuffer bei 22000 x g und 4 °C für 1 min
- Zugabe des doppelten *beads*-Volumens an kaltem Triton-Waschpuffer
- Inkubation der *beads* mit 15 µl HIV-Immunglobulin, 15 µl α-p24 *pool*- und 10 µl α-p6-Antikörpern auf einem Drehrad bei 4 °C für 1 h
- 3-maliges Waschen der beladenen Sepharose-G-*beads* in kaltem Triton-Waschpuffer bei 22000 x g und 4 °C für 1 min
- Zugabe des doppelten *beads*-Volumens an kaltem Triton-Waschpuffer

Pre-clearing beads

- 3-maliges Waschen der in Pre-Immun-Serum inkubierten Sepharose-G-*beads* in kaltem Triton-Waschpuffer bei 22000 x g und 4 °C für 30 sec
- Zugabe des doppelten *beads*-Volumens an kaltem Triton-Waschpuffer

2.1.5. Radioaktivität

α-[^{32}P]dTTP	10 mCi/ml, 400 Ci/mmol, AA0067	Hartmann Analytik, Braunschweig
[^{35}S]-Methionin	10 mCi/ml, 1175 Ci/mmol, SBM-01	Hartmann Analytik, Braunschweig

2.1.6. Kits

Die verwendeten Kits wurden gemäß den Protokollen der Herstellerfirmen benutzt.

BCA™ Protein Assay Kit	Thermo Scientific, Waltham, USA
Coomassie Plus™ Protein Assay	Thermo Scientific, Waltham, USA
HIV-1 p24 Antigen ELISA	AALTO, Dublin, Irland
QIAquick™ PCR-Purification Kit	Qiagen, Hilden
QIAGEN® Plasmid Mini Kit	Qiagen, Hilden
QIAGEN® Plasmid Midi Kit	Qiagen, Hilden
QIAGEN® Plasmid Maxi Kit	Qiagen, Hilden
Vybrandt® Apoptosis Kit	Invitrogen, Karlsruhe

2.1.7. Plasmide

pNLΔ*env*	*env*-defizienter HIV-1$_{NL4-3}$ subgenomischer Expressionsvektor (Schubert, *et al.* 1999), welcher nichtinfektiöse VLPs bildet
pNLΔ*env* ΔPTAP	basiert auf dem subgenomischen Expressionsvektor pNLΔ*env* in welchem das ^{7}PTAP^{10} L-Domänenmotiv durch ^{7}LIRL^{10} ersetzt wurde, was den überlappenden *pol*-Leserahmen nicht beeinflusst (Huang, *et al.* 1995)
pNLΔ*env* Δ*vpu*	basiert auf dem subgenomischen Expressionsvektor pNLΔ*env*, welcher zusätzlich *vpu*-defizient ist (Deletion zwischen *Kpn*I und *Bgl*II)

2.1.8. Sequenzierprimer

env Primer	5'-cat gct cct tgg gat att gat-3'
vpu Primer	5'-tct cta tca aag cag taa gta-3'
p6 Primer	5'-tgg cct tcc cac aag gga agg-3'

2.1.9. Enzyme

Alle verwendeten Enzyme wurden von NEB, Boston, USA, bezogen.

2.1.10. Größenmarker

GeneRuler™ 1 kb DNA Ladder, 100 – 10000 bp	Fermentas, St. Leon-Roth
PageRuler™ Prestained Protein Ladder	Fermentas, St. Leon-Roth
Rainbow™ Molecular Weight Markers	GE Healthcare, Chalfont St Giles, GB

2.1.11. Antikörper

Primäre Antikörper

Anti-ß-Aktin	Maus, monoklonal, IgG1	Sigma-Aldrich, St. Louis, USA
Anti-Hsp70	Kaninchen, polyklonal	Stressgen, Victoria, CA
Anti-Hsp90	Kaninchen, polyklonal	Stressgen, Victoria, CA
Anti-p6	Kaninchen, polyklonal	Seramun, Heidesee
Anti-p24	Kaninchen, polyklonal	Seramun, Heidesee
Anti-PARP	Kaninchen, polyklonal	Roche, Basel, CH
HIV-Immunglobulin	Human, IgG, Cat. Nr. 3957, HIV-Patientenseren	NIH, Bethesda, USA

Sekundäre Antikörper

Anti-Human	polyklonal IgG/HRP	Dianova, Hamburg
Anti-Maus	polyklonal IgG/HRP	Dianova, Hamburg
Anti-Kaninchen	polyklonal IgG/HRP	Dianova, Hamburg

2.1.12. Inhibitoren

A	17-AAG	Invivogen, San Diego, USA
B	MG132	Sigma-Aldrich, St. Louis, USA
C	Lactacystin	Boston Biochem, Cambridge, USA
D	PS-341	NIH, Bethesda, USA

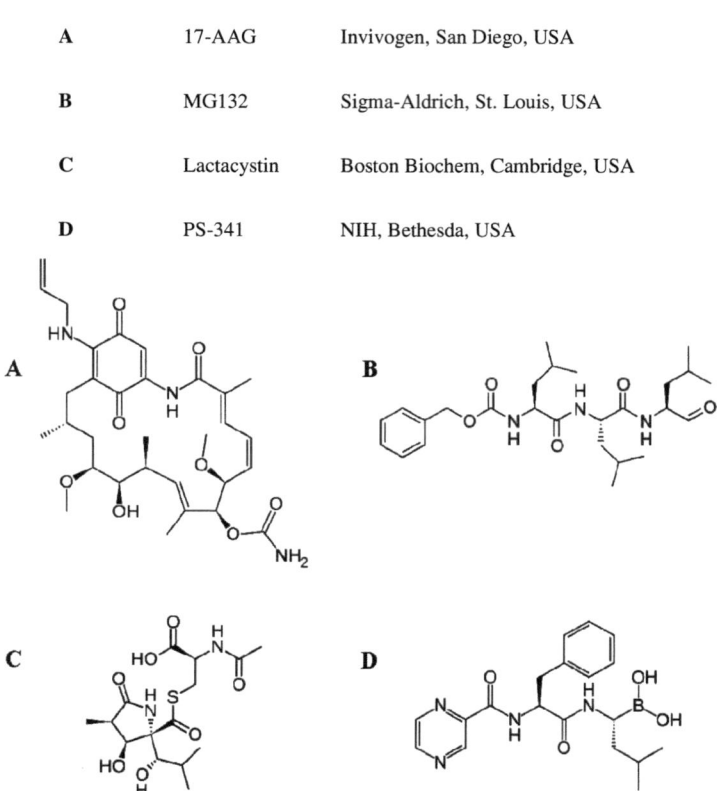

Abb. 2-1: Chemische Strukturen der verwendeten Inhibitoren.

Das Geldanamycinderivat 17-AAG (A) wurde zur Hemmung des Hsp90 verwendet. Die Hemmung der proteasomalen Aktivität erfolgte durch das synthetisch hergestellte, reversibel wirkende Peptidaldehyd MG132 (B), mittels dem natürlichen, irreversibel bindenden ß-Lacton Lactacystin (C) oder durch das synthetische, reversible Peptidboronat Bortezomib (Velcade®, ursprüngliche Bezeichnung PS-341, D).

2.1.13. Verbrauchsmaterialien

1,5 ml Reaktionsgefäße	Sarstedt, Nümbrecht
15 ml Reaktionsgefäße	Sarstedt, Nümbrecht
50 ml Reaktionsgefäße	Sarstedt, Nümbrecht
BioMax™ MR Film	Kodak, New York, USA
DEAE-Filtermatte	PerkinElmer, Waltham, USA
Deckgläser	Carl Roth, Karlsruhe
Einmalspritzen	Becton Dickinson (BD), Heidelberg
FACS-Röhrchen	Sarstedt, Nümbrecht
GelBond® PAG Film	Lonza, Basel, CH
Glaswaren	Schott, Mainz
Hybond-P PVDF-Membran	Amersham Biosciences, Freiburg
Hyperfilm™ ECL	GE Healthcare, Chalfont St Giles, GB
Mikropipettenspitzen	Ratiolab, Dreieich; Sarstedt, Nümbrecht
Mikro-Zellsieb	Becton Dickinson (BD), Heidelberg
Objektträger	Carl Roth, Karlsruhe
PCR-Reaktionsgefäße	Thermo Fisher, Waltham, USA
PVDF-Membran	GE Healthcare, Chalfont St Giles, GB
Reservoirs	Corning, New York, USA
Serologische Pipetten	Corning, New York, USA
Skalpell	B. Braun, Melsungen
Sterilfilter	Millipore, Billerica, USA
Szintillationswachs	PerkinElmer Waltham, USA
Whatman-Papier	Neolab Migge, Heidelberg
Zellkultur-	
Cryo-Gefäße	Nunc, Wiesbaden
Flaschen	BD Falcon, Heidelberg
Platten	BD Falcon, Heidelberg; Nunc, Wiesbaden
Schalen	BD Falcon, Heidelberg
Zellschaber	Corning, New York, USA
Zellzählkammer	P. Marienfeld, Lauda-Königshofen

2.1.14. Chemikalien und Reagenzien

Acrylamid	Carl Roth, Karlsruhe
Agarose	Carl Roth, Karlsruhe
Ampicillin	GERBU Biochemicals GmbH, Gaiberg
Annexin-V	Invitrogen, Karlsruhe
Aprotinin	Roche, Basel, CH
APS	Carl Roth, Karlsruhe
ß-Mercaptoethanol	Carl Roth, Karlsruhe
Bromphenolblau	Sigma-Aldrich, St. Louis, USA
CHAPS	Sigma-Aldrich, St. Louis, USA
Coomassie Brilliant Blue G-250	Fluka, Buchs, CH
D(+)Glucose	Sigma-Aldrich, St. Louis, USA
DMEM	Invitrogen/Gibco, Karlsruhe
DMSO	Carl Roth, Karlsruhe
DOC	Sigma-Aldrich, St. Louis, USA
DSS	Thermo Fisher, Waltham, USA
DTT	Carl Roth, Karlsruhe
EDTA	Carl Roth, Karlsruhe
Empigen	Sigma-Aldrich, St. Louis, USA
Essigsäure	Merck, Darmstadt
Ethidiumbromid	Carl Roth, Karlsruhe
Ethanol	Carl Roth, Karlsruhe
Ficoll Separating Solution	Biochrom AG, Berlin
FKS	PAN, Aidenbach
Fungizone	Invitrogen/Gibco, Karlsruhe
Gentamicin	Invitrogen/Gibco, Karlsruhe
Glycin	Carl Roth, Karlsruhe
Glycerol	Carl Roth, Karlsruhe
H_2O_2	Merck, Darmstadt
HCl	Carl Roth, Karlsruhe
HEPES	Carl Roth, Karlsruhe
IL-2	Roche, Basel, CH
Isopropanol	Merck, Darmstadt
KCl	Carl Roth, Karlsruhe

KH$_2$PO$_4$	Sigma-Aldrich, St. Louis, USA
Leupeptin	Roche, Basel, CH
L-Cystein	Sigma-Aldrich, St. Louis, USA
L-Glutamin	Invitrogen/Gibco, Karlsruhe
L-Methionin	Merck, Darmstadt
Lipofectamine 2000	Invitrogen/Gibco, Karlsruhe
Magermilchpulver	Saliter, Obergünzburg
Methanol	Carl Roth, Karlsruhe
MgCl$_2$	Carl Roth, Karlsruhe
Na$_2$HPO$_4$	Fluka, Buchs, CH
Na$_3$Citrate x 2 H$_2$O	Merck, Darmstadt
NaAc	Carl Roth, Karlsruhe
NaCl	Sigma-Aldrich, St. Louis, USA
NaOH	Carl Roth, Karlsruhe
NEM	Sigma-Aldrich, St. Louis, USA
Non essential amino acids	Invitrogen/Gibco, Karlsruhe
Nonidet P-40	Sigma-Aldrich, St. Louis, USA
Oligo-dT	Amersham Biosciences, Freiburg
Opti-MEM	Invitrogen/Gibco, Karlsruhe
Orange G	Carl Roth, Karlsruhe
PBS	Invitrogen/Gibco, Karlsruhe
PBSo	Invitrogen/Gibco, Karlsruhe
Penicillin	Invitrogen/Gibco, Karlsruhe
Pepstatin A	Roche, Basel, CH
PHA-P	Sigma-Aldrich, St. Louis, USA
Phenolrot	Sigma-Aldrich, St. Louis, USA
PMSF	Sigma-Aldrich, St. Louis, USA
Poly-A	Amersham Biosciences, Freiburg
ProSieve	Lonza, Basel, CH
Protease Inhibitor Cocktail	Boehringer Mannheim/Roche, Risch, CH
Rotiphorese® Gel 30 (37,5:1)	Carl Roth, Karlsruhe
RPMI	Invitrogen/Gibco, Karlsruhe
Salicylsäure	Fluka, Buchs, CH
SDS	Carl Roth, Karlsruhe

Sepharose-G-*beads*	GE Healthcare, Chalfont St Giles, GB
Sodiumpyruvat	Invitrogen/Gibco, Karlsruhe
Streptomycin	Invitrogen/Gibco, Karlsruhe
Sucrose	Fluka, Buchs, CH
TEMED	Carl Roth, Karlsruhe
To-Pro®-3	Invitrogen, Karlsruhe
Tris-HCl	Carl Roth, Karlsruhe
Triton X 100	Carl Roth, Karlsruhe
Trypanblau	Sigma-Aldrich, St. Louis, USA
Trypsin	Invitrogen/Gibco, Karlsruhe
Tween 20	Sigma-Aldrich, St. Louis, USA
Xylencyanol FF	Carl Roth, Karlsruhe
YS	Bachem, Bubendorf, CH

2.1.15. Geräte

Absaugpumpe	KNF, Trenton, USA
BAS 2000 Phosphor-Imager	FUJI Film, Tokio, Japan
CCD-Kamera LAS-1000	FUJI Film, Tokio, Japan
Drehrad L28	Labinco, Breda, NL
Durchflusszytometer FACSCalibur	Becton Dickinson (BD), Heidelberg
ECL-Entwicklerkassette	Amersham Biosciences, Freiburg
ELISA-Reader	BioTek, Winooski, USA
ELISA-Plattenwascher	Tecan, Männedorf, CH
Feinwaage	Sartorius, Göttingen
Gelelektrophoreseapparatur V15 – 17	Life Technologies, Carlsbad, USA
Geltrockner	Bio-Rad, Hercules, USA
Imaging Cassette	FUJI Film, Tokio, Japan
Imaging Plate Type BAS-III	FUJI Film, Tokio, Japan
Inkubatoren	
Brutschrank	Heraeus, Hanau
CO_2-Brutschrank	Binder, Tuttlingen
Tischinkubator	Infors HT, Bottmingen, CH
Trockenschrank	Biometra, Göttingen
Kontaminationsmonitor LB122	Berthold, Bad Wildbach
Magnetrührer	Heidolph, Schwabach
Mikroskop Axiovert 40 C	Zeiss, Göttingen
Mikrotiterschüttler	IKA, Staufen
Mikrowelle Micromat	AEG, Frankfurt am Main
Netzgerät PowerPac	Bio-Rad, Hercules, USA
PCR Mastercycler	Eppendorf, Hamburg
pH-Meter	Mettler-Toledo, Greifensee, CH
Röntgenfilmprozessor SRX-101A	Konica Minolta, München
Sequenziergerät ABI Prism 3100	Applied Biosystems, Foster City, USA
Sterilwerkbank	BDK, Sonnenbühl-Genkingen
Szintillationsmessgerät Wallac 1450	PerkinElmer, Waltham, USA
UV-Transilluminator	Benda Konrad, Wiesloch
Thermomixer comfort	Eppendorf, Hamburg

Taumler	Heidolph, Schwabach
Vakuumpumpe	ABM Greiffenberger Antriebstechnik, Marktredwitz
Vortexer	Heidolph, Schwabach
Wasserbad	Julabo, Seelbach; Memmert, Schwabach
Westernblotausstattung	Bio-Rad, Hercules, USA
X-Omatic Entwicklerkassette	Kodak, New York, USA
Zellzählgerät Countess	Invitrogen, Karlsruhe
Zentrifugen	
Standzentrifuge Rotanta	Hettich, Tuttlingen
Tischzentrifuge Mikro	Neolab Migge, Heidelberg
Tischzentrifuge Mikro 24 – 48	Hettich, Tuttlingen
Tischzentrifuge 5417R	Eppendorf, Hamburg

2.2. Methoden
2.2.1. Standardmethoden

- Die PCR wurde nach Ausubel (Ausubel, *et al.* 1989) durchgeführt.
- Die Aufreinigung der PCR-Produkte erfolgte mittels QIAquick™-PCR Purification Kit der Fa. Qiagen (Hilden).
- Die Agarosegelelektrophorese wurde nach Sambrook (Sambrook, *et al.* 1989) durchgeführt.
- Die Anzucht und Transformation von *E. coli* erfolgte nach den von Ausubel und Sambrook beschriebenen Protokollen (Sambrook, *et al.* 1989).
- Die präparativen Plasmidisolierungen wurden mit den Kits der Fa. Qiagen (Hilden) durchgeführt.
- Die photometrische Bestimmung der Reinheit und Konzentration der isolierten Plasmide erfolgte nach dem Standardprotokoll von Sambrook (Sambrook, *et al.* 1989).
- DNA-Sequenzierungen wurden durch das BigDye™ Sequenzier System der Fa. ABI (Weiterstadt) in einem Master Cycler Gradient der Fa. Eppendorf (Hamburg) amplifiziert, danach aufgereinigt und in dem Sequenzierautomaten ABI PRISM 3100 der Fa. Applied Biosystems (Foster City, USA) analysiert. Die erhaltenen Sequenzen wurden durch das Programm VectorNTI 7.0 mit Referenzsequenzen verglichen.
- Zur Transfektion von Zellen mittels Lipiden wurde Lipofectamine2000™ der Fa. Invitrogen (Karlsruhe) nach den Herstellerangaben verwendet.
- Die Proteinkonzentrationen wurden mittels Assays der Fa. Thermo Scientific (Waltham, USA) in einem ELISA-Lesegerät (BioTek, Winooski, USA) quantitativ bestimmt.
- Proteine wurden mittels SDS-PAGE durch die Methode von Lämmli (Laemmli 1970) aufgetrennt.
- Proteine wurden durch eine *semi-dry* oder Protean-Transfereinheit (beides Fa. Bio-Rad, München), entsprechend den Angaben des Herstellers, auf PVDF-Membranen (Hybond-P) der Fa. Amersham Biosiences (Freiburg) transferiert.
- Immunpräzipitationen und *pulse-chase* Analysen der Glycerolstudien erfolgten nach Schubert (Schubert, *et al.* 1995).
- Der Nachweis von HRP (*horse-radish peroxidase*) konjugierten Antikörpern im Immunoblot erfolgte durch das ECL-System auf Hyperfilm™-Filmen der Fa. Amersham Biosciences (Freiburg) in der Entwicklermaschine M35 X-OMAT Prozessor der Fa.

Kodak oder durch photographische Dokumentation mittels CCD-Kamera und dem Programm Image Reader Las 1000 der Fa. Fujifilm Medical Systems (Valencia, USA).
- Die densitometrische Quantifizierung von Proteinbanden im Western Blot oder in Autoradiographien erfolgte durch das Programm AIDA Image Analyzer Version 4.1.
- Die Detektion des p24-Antigens erfolgte mittels Sandwich-ELISA nach Moore (Moore, *et al.* 1990) und wurde in einem ELISA-Lesegerät (Synergy HT) der Fa. Biotek (Winooski, USA) quantitativ bestimmt.
- Durchflusszytometrische Analysen (FACS) wurden mit Hilfe des FACSCalibur der Fa. Becton Dickinson (Heidelberg) durchgeführt und mit dem Programm FCSExpress V3 ausgewertet.
- Zur Bestimmung der Apoptose in Zellen wurden Propidium-Jodid (PI)-Markierungen und Annexin-V-Färbungen (Invitrogen, Karlsruhe) nach Angaben des Herstellers angewandt und in FACS-Analysen verwendet.

2.2.2. Zellkultivierung

Kultivierung prokaryotischer Zellen

Zur Selektion Ampicillin-resistenter Klone wurde dem LB-Medium Ampicillin in einer Endkonzentration von 100 µg/ml zugegeben. *E. coli* Zellen wurden auf Festmedium im Brutschrank bei 37 °C über Nacht angezüchtet. Die Inkubation von Flüssigkulturen erfolgte auf einer Schüttelplattform mit ca. 200 rpm bei 37 °C über Nacht. Die Zellen wurden bei einer optischen Dichte von ca. 0,3 geerntet.

Inkubation und Passagierung eukaryotischer Zelllinien

Alle Zellkulturarbeiten erfolgten unter sterilen Arbeitsbedingungen an einer Sterilwerkbank. Die Kultivierung aller verwendeten Zelllinien erfolgte in Zellkultur-Schalen oder belüfteten Zellkultur-Flaschen in einem Inkubator bei konstant 37 °C, 80 % relativer Luftfeuchte und 7 % CO_2. Die Morphologie der Zellen wurde regelmäßig mittels Lichtmikroskop kontrolliert. Bei einer Konfluenz der adhärenten Zelllinien von ca. 90 % wurden die Zellen mit PBS gewaschen, durch einminütige Inkubation mit 1 ml EDTA-Trypsin abgelöst, in frischem Medium (DMEM) resuspendiert und in einem geeignetem Verhältnis in neue Zellkulturflaschen passagiert. Für die verwendeten Suspensionszellen (CEMx174, Jurkat) fand meist eine Standard-Passagierung im Verhältnis 1:10 in RPMI Verwendung.

Einfrieren und Auftauen von Zellen

Zur Konservierung der verwendeten Zelllinien wurden Aliquots zu ca. 1 Million Zellen im jeweiligen Medium, welches mit 20 % FKS und 10 % DMSO supplementiert wurde, in Cryo-Gefäße überführt, und nach einer 24-stündigen Inkubation in - 20 °C bei - 80 °C eingefroren. Das Auftauen der Zellstocks erfolgte schnell bei 37 °C gefolgt von zweimaligem Waschen der Zellen im entsprechenden, vorgewärmten Medium.

2.2.3. Isolierung und Kultivierung primärer Zellen

PBMCs aus *buffy coats* mittels Dichtegradienten-Zentrifugation

Frische *buffy coats* wurden 1:2 in PBS verdünnt und jeweils ca. 25 ml auf 20 ml raumtemperiertem Ficoll aufgeschichtet. Durch 20-minütige Zentrifugation bei 2000 x g und Raumtemperatur konnte der Blutkuchen, welcher sich aus, durch das Ficoll zentrifugierten, Granulozyten und Erythrozyten zusammensetzt, von der auf dem Ficoll aufliegenden Interphase getrennt werden. Um diese, durch die Zentrifugation erzeugte Schichtung zu erhalten, wurde auf das Bremsen nach der Zentrifugation verzichtet. Die weißliche Interphase, angereichert mit Leukozyten und Thrombozyten, wurde abgenommen und in 40 ml vorgewärmtem PBS bei 500 x g und Raumtemperatur für 5 min, hierfür mit Bremse, gewaschen. Dieser Waschschritt wurde ein weiteres Mal mit PBS und einmal mit RPMI wiederholt. Das Zellpellet wurde in 50 ml RPMI aufgenommen und die Zahl der Leukozyten mittels Trypanblau-Färbung ermittelt. Die so isolierten Leukozyten wurden auf eine Zellkonzentration von 5×10^6 je ml eingestellt und durch die Zugabe von 10 U IL-2 und 10 µg PHA je ml Medium für 3 Tage im Brutschrank bei 37 °C, 80 % relativer Luftfeuchte und 7 % CO_2 inkubiert und stimuliert. Bei der weiteren Kultivierung erfolgte die Stimulation nur noch mittels 10 U IL-2 je ml Medium.

Humane lymphozytäre Zellkultur (HLAC)

Die erhaltenen Tonsillen wurden in einer 10 cm Schale zweimal mit 10 ml PBS und einmal in Tonsillenmedium gewaschen. Reste der *Capsula* sowie braune oder blutige Regionen der Tonsille wurden mit einem Skalpell entfernt und die Tonsille in einer neuen, mit 5 ml Tonsillenmedium gefüllten 10 cm Schale mit einem Skalpell in ca. 2 mm^3 große Stücke zerschnitten. Die Tonsillenstücke wurden mit dem Kolben einer 2 ml Einmalspritze durch ein Mikrosieb in ein 50 ml Reaktionsgefäß gedrückt und das Mikrosieb am Ende mit dem Tonsillenmedium aus der 10 cm Schale gespült. Die Zellzahl wurde durch Trypanblau-Färbung ermittelt und auf 1×10^7 je ml eingestellt. Die Kultivierung erfolgte im Folgenden bei 37 °C, 80 % relativer Luftfeuchte und 7 % CO_2.

2.2.4. Zellvitalitäts- und Aktivitätsmessungen

Annexin-V-Färbung zur FACS-Analyse der Apoptose

Zum Nachweis apoptotischer Zellen auf Grund der Inkubation mit Proteasom-Inhibitoren und/oder Inhibitoren des Hitzeschockproteins Hsp90, wurde das Vybrandt® Apoptosis Kit (Invitrogen, Karlsruhe) verwendet. Sowohl die für 24 Stunden behandelten HeLa-Zellen als auch die Kontrollzellen wurden in eiskaltem PBS und darauf folgend in Annexin-Bindepuffer (10 mM HEPES, 140 mM NaCl, 2,5 mM $CaCl_2$, pH 7.4) gewaschen. 100 µl einer mit Annexin-Bindepuffer auf 1×10^6 eingestellten Zellsuspension wurden mit 5 µl Annexin-V-Lösung [25 mM HEPES, 140 mM NaCl, 1 mM EDTA (pH 7.4), 0,1 % BSA, Alexa Fluor 488 Annexin-V] sowie mit 1 µl Propidiumiodid-Lösung (1 mg/ml Propidiumiodid in dH_2O) versetzt und für 15 Minuten bei Dunkelheit und Raumtemperatur inkubiert. Nach Zugabe von 400 µl Annexin-Bindepuffer wurden die Zellen auf Eis gelagert und anschließend am Durchflusszytometer gemessen. Die Auswertung der FACS-Daten erfolgte mit dem Programm FCSExpress V3.

To-Pro®-3-Färbung zur FACS-Analyse des Zellzyklus

Zur Abklärung eines eventuell durch die Hemmung des Hsp90 induzierten Zellzyklusarrestes wurden 1×10^6 Jurkatzellen für 24 Stunden mit verschiedenen Konzentrationen 17-AAG inkubiert. Nach der Zellpelletierung (5 min, 1000 x g, RT) wurden die Zellen in 100 µl Fixierungs-Permeabilisierungs-Lösung aufgenommen und für 1 Stunde bei 4 °C inkubiert. Anschließend wurden 900 µl FACS-Puffer zugegeben und die Zellen pelletiert (5 min, 1000 x g, 4 °C). Dieser Waschschritt wurde zwei weitere Male wiederholt, das Zellpellet in 100 µl einer 0,01 mM To-Pro®-3-Lösung (Invitrogen, Karlsruhe) aufgenommen und für 30 min im Dunkeln bei Raumtemperatur inkubiert. Nach der Zugabe von 400 µl PBSo konnten die Zellen am Durchflusszytometer analysiert und durch die Auswertung mittels FCSExpress V3 mit unbehandelten Zellen verglichen werden.

Wst-1 Assay

Zur Bestimmung der Vitalität behandelter Zellen wurde der Wst-1 (*water soluble tetrazolium*)-Assay der Fa. Roche (Mannheim) verwendet. Dieser beruht auf dem Nachweis einer intakten Atmungskette, wobei das mitochondriale Succinat-Tetrazolium Dehydrogenase System eine enzymatische Umsetzung des schwach rot gefärbten Tetrazoliumsalzes Wst-1 (4-[3-(4-Iodophenyl)-2-(4-nitrophenyl)-2H-5-tetrazolio]-1,3-Benzol-Disulfonat) in das dunkelrote Formazan bewirkt (Berridge, *et al.* 1996). Hierfür wurden Zellen ($2,5 \times 10^4$ bis 2×10^5) in 100 µl des zellspezifischen Mediums in 96-*well* Platten kultiviert. Nach den jeweiligen Behandlungen (Infektion, Glycerol-, Proteasom-Inhibitor-, Hsp90-Inhibitorbehandlung) erfolgte die Zugabe von jeweils 10 % Wst-1 Reagenz. Die Zellsuspension wurde daraufhin für eine Minute auf einem Mikrotiterschüttler bei 450 U/min geschüttelt und anschließend bei 37 °C inkubiert. Der Verlauf der Bildung des Formazans, den Gehalt vitaler Zellen anzeigend, wurde 0,5 bis 4 Stunden nach Zugabe von Wst-1 und nach erneutem Schütteln auf dem Mikrotiterschüttler durch Messung der Wellenlänge bei 450 nm und der entsprechenden Referenzwellenlänge (600 nm) mittels eines ELISA-Lesegerätes quantitativ bestimmt.

P-20 Assay

Für den P-20 Assay wurden 1×10^6 Jurkat-Zellen bzw. 5×10^5 HeLa-Zellen mit unterschiedlichen Konzentrationen von Glycerol und / oder MG132 für variable Zeiten inkubiert. Während die HeLa-Zellen abtrypsiniert wurden, konnten die Jurkat-Zellen direkt in Eppendorfreaktionsgefäßen bei 150 x g und 4 °C für 5 min pelletiert und anschließend in 500 µl kaltem PBS gewaschen werden. Anschließend erfolgte die Resuspension der Pellets in 220 µl Lysispuffer und das sofortige Durchfrieren auf Trockeneis. Nach schnellem Auftauen der Ansätze im Wasserbad und der Durchmischung der Proben wurden die Zelltrümmer durch Zentrifugation (10 min, 20500 x g, 4 °C) pelletiert. Danach wurden 200 µl der Zelllysate in 200 µl Stabilisierungspuffer gegeben, durch kurzes Schwenken vermischt und bis zur Messung der P-20 Aktivität auf Eis bewahrt.

Die Messung des Gesamtproteingehaltes der Proben erfolgte durch die Verwendung der Coomassie Plus™ Protein Assay Reagenz anhand des Herstellerprotokolls. Die Proteinkonzentrationen wurden durch die Zugabe des Diluenten auf 120 - 150 µg/ml eingestellt, jeweils 100 µl dieser eingestellten Zelllysate mit 100 µl YS versetzt und in einer schwarzen 96-*well* Platte für 7 min im Dunkeln bei 37 °C inkubiert. Die Messung der Proteasomenaktivität erfolgte durch Messung der Emission (380 nm / 430 nm) bei 37 °C in einem Fluoreszenzmessgerät (BioTek, Winooski, USA) über einen Zeitraum von einer Stunde (Messung im Abstand von 150 sec).

2.2.5. *Pulse-chase*-Analysen zur Untersuchung des Einflusses von 17-AAG auf die Freisetzung von VLPs

Transfektion und Inkubation mit 17-AAG

Einen Tag vor der Transfektion wurden HeLa-Zellen in Antibiotika-freiem DMEM in Zellkulturflaschen (75 cm^2) ausgesät. Bei einer Konfluenz von ca. 70 % erfolgte die Transfektion der Zellen mit 10 µg Plasmid (pNLΔ*env*) und 10 µl Lipofectamine2000^{TM} in 3 ml OPTI-MEM bei 37 °C. Nach 1 Stunde wurden 9 ml DMEM, ergänzt mit 20 % FKS und Antibiotika, zugegeben. Zwei Stunden nach der Transfektion der Zellen wurde in den entsprechenden Ansätzen eine finale Konzentration von 100 nM 17-AAG eingestellt und die Zellen bei konstant 37 °C, 80 % relativer Luftfeuchte und 7 % CO$_2$ inkubiert.

Starvation

Zwanzig Stunden nach der Transfektion wurden die Zellen mittels Zellschaber abgelöst und dreimal für 5 min bei 490 x g in RPMI-Komplettmedium gewaschen. Die Pellets wurden vorsichtig in jeweils 10 ml warmen *starvation*-Medium aufgenommen und in einem 50 ml Reaktionsgefäß im Winkel von 45 ° inkubiert. Während dieser Zeit wurden die Zellen alle 5 min vorsichtig aufgewirbelt und am Ende der *starvation*-Phase für 5 min bei 490 x g und 4 °C pelletiert.

Pulse

Das Pellet wurde daraufhin mit einer abgeschnittenen Spitze in jeweils 150 µl warmen *starvation*-Medium aufgenommen und in 1,5 ml Eppendorf-Reaktionsgefäße mit Schraubverschluss überführt. Noch verbleibende Zellen wurden mit 50 µl *starvation*-Medium aus den 50 ml Reaktionsgefäßen ausgespült und zu den bereits überführten Zellen gegeben. Zu diesen Ansätzen wurden jeweils 35 µl [^{35}S]-Methionin zugegeben und die Zellen bei leichtem Schwenken in einem Thermomixer bei 37 °C inkubiert. Während dieser

20-minütigen *pulse*-Phase wurden die Zellen alle 2 min leicht aufgewirbelt. Die Abstoppung des Pulses erfolgte durch die Zugabe von jeweils 1 ml eiskaltem *chase*-Medium, gefolgt vom Aufwirbeln der Zellen darin und der Pelletierung durch 5-sekündiges Zentrifugieren bei 4000 x g und 4 °C.

Chase

Jeweils 200 µl des in 1 ml eiskaltem *chase*-Medium aufgenommenen Pellets wurde in 800 µl eiskaltes *chase*-Medium gegeben, welches in den entsprechenden Ansätzen mit 17-AAG ergänzt war, um eine finale Konzentration von 100 nM zu erreichen. Die Ansätze wurden in einem Thermomixer bei 37 °C und minimalem Schwenken inkubiert. Zu den entsprechenden Zeitpunkten, die Aliquots des Zeitpunktes „0 h" sofort nach Zugabe der Zellen zu dem *chase*-Medium, wurden die Zellen bei 22000 x g für 1 min bei 4 °C pelletiert, der Überstand in neue Eppendorf-Reaktionsgefäße überführt und die Zellen, sowie die Überstände sofort auf Trockeneis eingefroren und bis zur weiteren Verwendung bei - 80 °C aufbewahrt.

Immunpräzipitation von Gag

Zur Zelllyse wurden die aufgetauten Zellpellets in jeweils 200 µl RIPA-Lysispuffer resuspendiert und für 5 Minuten auf Eis inkubiert. Nach erfolgter Zentrifugation (15 min, 22000 x g, 4 °C) konnten 200 µl des Überstandes jeden Zeitpunktes zu 800 µl Triton-Waschpuffer gegeben und mit 40 µl *pre-clearing beads* für 1 Stunde auf einem Drehrad bei 4 °C inkubiert werden. Anschließend wurden die *beads* bei 22000 x g und 4 °C für 15 min pelletiert und der Überstand mit Sepharose-*beads*, welche mit α-p24, α-p6 und HIV-Immunglobulin beladen wurden, für 4 Stunden auf einem Drehrad bei 4 °C inkubiert. Nach der Pelletierung (15 min, 22000 x g, 4 °C) wurden die *beads* zweimal in 1 ml eiskaltem Triton-Waschpuffer und einmal in 1 ml SDS-DOC-Puffer gewaschen, die *beads* nochmals zentrifugiert (jeweils 1 min, 22000 x g, 4 °C), um auch letzte Flüssigkeitsreste zu entfernen, und nach Zugabe von 35 µl 2 x SDS-Probenpuffer für 5 min bei 95 °C verkocht. Die VLP-haltigen Überstände wurden in einem Thermoblock für 3 Minuten bei 37 °C und 500 rpm aufgetaut, kurz gevortext und letzte Zellen durch einen Zentrifugationsschritt (3 min, 22000 x g, 4 °C) pelletiert. Die VLPs konnten daraufhin über ein 20 %iges Sucrosekissen pelletiert und in 1 ml eiskaltem PBS gewaschen werden (jeweils 90 min, 22000 x g, 4 °C).

Die so pelletierten VLPs wurden in 35 µl 2 x SDS-Probenpuffer aufgenommen und für 5 min bei 95 °C verkocht.

Auftrennung und Detektion von Proteinen

Die Auftrennung der Proteine erfolgte durch ein 12 %iges, auf einem GelBond® PAG Film fixierten ProSieve® Gel bei 50 V für ca. 17 Stunden. Im Folgenden wurde das ProSieve® Gel für eine Stunde bei Raumtemperatur in der Fixierungslösung geschwenkt, einige Sekunden in Wasser gewaschen und danach für 4 Stunden in einer Salicylsäure-Glycerol-Lösung schwenkend inkubiert. Die Trocknung des ProSieve® Gels erfolgte für 17 Stunden in einem Trockenschrank bei 80 °C. Die Darstellung der aufgereinigten Proteine erfolgte entweder über die Exposition (ca. 75 h) einer Imaging-Platte und deren Entwicklung in einem Phosphor-Image-Lesegerät oder durch Exposition eines Röntgenfilms bei - 80 °C (ca. 72 h) und dessen Entwicklung in einem Röntgenfilmprozessor. Die Proteinbanden wurden durch das Programm AIDA 4.1 quantifiziert.

2.2.6. Replikationsstudien

Herstellung von Virusstocks

293T-Zellen wurden einen Tag vor der Transfektion in Antibiotika-freiem DMEM in Zellkulturflaschen (75 cm^2) ausgesät, so dass zur Zeit der Transfektion eine Konfluenz von ca. 40 % vorlag. Die Transfektion der Zellen erfolgte mit 10 µg des entsprechenden HIV-1-Plasmids und 10 µl Lipofectamine2000^{TM} in 3 ml OPTI-MEM bei 37 °C. Nach 1 Stunde wurden 12 ml DMEM (ergänzt mit 20 % FKS und Antibiotika) zugegeben, die Zellen bei konstant 37 °C, 80 % relativer Luftfeuchte und 7 % CO_2 für 72 Stunden inkubiert und der virushaltige Überstand durch Zentrifugation (5 min, 310 x g, RT) von letzten Zellen getrennt. Darauf folgend wurden die Viren mittels Zentrifugation (90 min, 20500 x g, 4 °C) durch ein Sucrosekissen pelletiert und die Viren in kaltem PBS gewaschen (90 min, 20500 x g, 4 °C). Die Viruspellets wurden in RPMI aufgenommen, die Viruskonzentration über p24-Messung oder Bestimmung der RT-Aktivität ermittelt und aliquotiert bis zur Verwendung bei - 80 °C gelagert.

Infektion und Kultivierung primärer Zellen

Jeweils 200 µl der aufbereiteten primären Zellkultur (Tonsillenkultur 1 x 10^7/ml bzw. stimulierte PBMCs 5 x 10^6/ml) wurden in 96-*well* Platten ausgesät und, wie bei allen weiteren Inkubationsschritten, in einem Inkubator bei konstant 37 °C, 80 % relativer Luftfeuchte und 7 % CO_2 kultiviert. Am nächsten Tag wurden 150 µl Überstand abgenommen, die Zellen mit der entsprechenden Menge Virusstock infiziert und mit dem entsprechenden inhibitorhaltigen Medium auf ein Gesamtvolumen von 100 µl aufgefüllt. Nach 24-stündiger Inkubation wurden 100 µl des entsprechenden Mediums zugegeben und die Zellen für 5 Minuten bei 310 x g und Raumtemperatur zentrifugiert. 100 µl des Überstandes wurden zur späteren Untersuchung abgenommen und bei - 80 °C aufbewahrt. Nach zwei weiteren Waschschritten (5 min, 310 x g, RT) in den entsprechenden Medien wurde das Kulturmedium auf 200 µl, in den entsprechenden Ansätzen mit Inhibitoren versetzt, aufgefüllt und darin kultiviert. Die Probennahme, inklusive der Zugabe von frischem (inhibitorhaltigem) Medium, erfolgte für die HLAC-Kulturen in einem 3-Tages- und für PBMCs in einem 2-Tages-Turnus.

Messung der Reversen Transkriptase-Aktivität

Um die Anzahl gebildeter funktionsfähiger Viren in infizierten Primärkulturen zu bestimmen, wurde die Aktivität der viralen Reversen Transkriptase ermittelt. Hierfür wurden die bei -80 °C aufbewahrten Primärzellkulturüberstände für eine Stunde bei 37 °C aufgetaut und anschließend letzte Zellen durch 5-minütige Zentrifugation bei 310 x g und Raumtemperatur vom Überstand getrennt. 10 µl dieses Überstandes wurden jeweils mit 50 µl des mit α-[^{32}P]dTTP-gelabelten RT-Mastermixes in 96-*well* Platten gemischt und bei 37 °C für 3 Stunden inkubiert. Nachfolgend wurden jeweils 4 µl der gelabelten Ansätze auf DEAE-Membranen aufgetragen und nach 10-minütiger Trockenphase aus dem S3-Labor in das Isotopenlabor transportiert. Hier erfolgte das viermalige Waschen der DEAE-Membranen in 2 x SSC-Puffer für 10 Minuten auf einem Plattformschüttler, wobei nach dem zweiten Waschschritt die Waschbehältnisse gewechselt wurden. Diesem schlossen sich zwei Waschschritte in vergälltem Ethanol an. Nach der 20-minütigen Trocknung der DEAE-Membranen in einem Trockenschrank bei 65 °C konnte das Szintillationswachs mit Hilfe einer 100 °C heißen Heizplatte auf die DEAE-Membranen aufgeschmolzen und nach 5-minütiger Trockenzeit in Plastikschutztüten eingeschweißt werden. Die Messung der radioaktiven Signale, entsprechend der Quantität der vorhandenen Reversen Transkriptase und folglich entsprechend der Menge funktionsfähiger HI-Viren im jeweiligen Ansatz, erfolgte in einem Szintillationsmessgerät. Der Virusgehalt jedes Überstandes wurde in Dreifachansätzen gemessen, gemittelt und anhand ebenfalls mitgeführter Norm-Virusstöcke, sowie der zur Infektion verwendeten Virusstöcke, quantifiziert.

2.2.7. Transfektion eukaryotischer Zellen für Immuno-Blot Analysen

HeLa-Zellen wurden einen Tag vor der Transfektion in Antibiotika-freiem DMEM in Zellkulturflaschen (75 cm^2) ausgesät. Bei einer Konfluenz von ca. 90 % erfolgte die Transfektion der Zellen mit 10 µg Plasmid und 10 µl Lipofectamine2000^{TM} in 3 ml OPTI-MEM bei 37 °C. Nach 1 Stunde wurden 12 ml DMEM (ergänzt mit 20 % FKS und Antibiotika) zugegeben. 19 Stunden nach der Transfektion erfolgten das Ablösen der Zellen mittels Zellschaber und das dreimalige Waschen der Zellen in 15 ml eiskaltem RPMI für 5 Minuten bei 310 x g und Raumtemperatur. Nachdem der Überstand verworfen wurde, konnten die Zellen in 5,5 ml kaltem RPMI bzw. in mit Substanzen (Glycerol, Proteasom-Inhibitor, Hsp90-Inhibitor) versetztem RPMI aufgenommen und auf Eis in 1 ml Aliquots aufgeteilt werden. Durch die Arbeit auf Eis wurde der temperaturabhängige Prozess des *buddings* verlangsamt, was sowohl eine vorzeitige Freisetzung virusartiger Partikel verminderte, als auch die Geschwindigkeit der Proteinbiosynthese verlangsamte.

Nach dem Aliquotieren erfolgte die Inkubation der Ansätze in einem Thermoblock bei 37 °C und 500 rpm. Die Ansätze des Zeitpunktes „0 h" wurden sofort, alle Ansätze späterer Zeitpunkte zu den gegebenen Zeiten, bei 20500 x g und 4 °C für 3 Minuten zentrifugiert und der Überstand für die weiteren Untersuchungen bei - 80 °C aufbewahrt. Das Zellpellet wurde durch zwei Waschschritte in eiskaltem PBS gewaschen (5 min, 2600 x g bzw. 3 min, 4600 x g jeweils bei 4 °C) und ebenfalls für die weiteren Untersuchungen bei - 80 °C aufbewahrt.

Die Lyse der Zellpellets erfolgte mittels CHAPS/DOC- oder RIPA-Lysispuffer. Entsprechend der ermittelten Proteingehalte der Lysate erfolgte die Mischung in SDS-Probenpuffer, das Verkochen (5 min, 95 °C) und die Auftrennung der Proteine durch SDS-PAGE. Die freigesetzten VLPs wurden aus den Überständen pelletiert (90 min, 20500 x g, 4 °C), direkt in SDS-Probenpuffer aufgekocht und elektrophoretisch aufgetrennt.

2.2.8. Oligomerisierungsstudien

Chemisches *cross linking*

Zur Analyse des Oligomerisierungsverhaltens von synthetischen Volllängenpeptiden bzw. der überlappenden Fragmente wurde die Methode des chemischen *cross linkings* verwendet. Hierzu wurden 2,5 µg der Peptide bzw. der Fragmente 30 Minuten in PBS mit einem 2- bzw. 20-fachen molarem Überschuss an *cross linker* DSS (*disuccinimidyl suberate*, Pierce, Rockford, USA) bzw. BS3 [*bis(sulfosuccinimidyl) suberate*, Pierce, Rockford, USA] bei Raumtemperatur inkubiert. Die Abstoppung der Reaktion erfolgte durch Zugabe von Glycin (finale Konzentration 25 mM) und die anschließende 15-minütige Inkubation bei Raumtemperatur. Zur Untersuchung des Einflusses der Cysteine der Peptid- bzw. Fragmentsequenzen auf die Oligomerisierung wurden Probenpuffer ohne bzw. mit 5 % ß-Mercaptoethanol verwendet, in denen die entsprechenden Ansätze für 5 Minuten auf 55 °C erwärmt und mittels 15 %iger SDS Gele elektrophoretisch aufgetrennt wurden. Die Färbung der Proteine erfolgte durch Coomassiefärbung über Nacht mit anschließender Gelentfärbung. Die Gele konnten daraufhin eingescannt, analysiert und durch Vakuumtransfer auf Whatman-Papier fixiert werden.

3. Zielsetzung

Das Ziel dieser Arbeit war die Untersuchung des Einflusses der Proteinfaltung auf die virale Replikation.

Der erste Schwerpunkt beschäftigte sich mit der Fragestellung, wie sich eine Optimierung des zellulären Proteinfaltungsmilieus, basierend auf der Wirkung des chemischen Chaperons Glycerol, auf die Replikation von HIV-1 auswirkt. Da bereits gezeigt werden konnte, dass durch die Hemmung der Aktivität der Proteasomen falsch gefaltete HIV-1 Strukturproteine akkumulieren, welche die späten Prozesse der viralen Replikation negativ beeinflussen, sollte gezeigt werden, inwiefern sich die, durch chemische Chaperone vermittelte, Vermeidung dieser Akkumulate auf die virale Replikation auswirkt.

Der zweite Schwerpunkt lag in der Erforschung der Konsequenzen einer Hemmung des zellulären Hsp90-Systems auf die Replikation von HIV-1. Für das Hsp90-System konnte bereits eine Abhängigkeit sowohl diverser Tumorentitäten als auch einiger Viren nachgewiesen werden. Es sollte geklärt werden, inwieweit sich die Hemmung des Hsp90, auch in Kombinationsbehandlung mit Proteasom-Inhibitoren, auf die Replikation von HIV-1 auswirkt. Diese Arbeiten sollten durch *ex vivo* infizierte und behandelte Tonsillen sowie PBMCs möglichst ähnlich zu den im infizierten Menschen vorhandenen Gegebenheiten durchgeführt werden.

Der dritte Schwerpunkt beschäftigte sich mit den ebenfalls von der zellulären Hsp90-Maschinerie abhängigen Influenza-A-Viren. Das zur Pathogenität beitragende elfte IAV-Protein PB1-F2 wurde mit potenziell pro-apoptotischen Eigenschaften beschrieben. Sowohl durch die Anwendung computergestützter Vorhersagemodelle als auch durch die Verwendung synthetischer Peptide in Oligomerisierungsstudien sollte die dem Peptid inhärente Tendenz zur Oligomerisierung nachgewiesen und sequenziell lokalisiert werden. Das Ziel dieser Studien stellte die Entwicklung eines möglichen Modells der PB1-F2 vermittelten Apoptose dar.

4. Ergebnisse
4.1. Chemische Chaperone
4.1.1. Glycerol zeigt keine Zytotoxizität

Das chemische Chaperon Glycerol besitzt die Fähigkeit, die Menge an fehlgefalteten Proteinen, die bei diversen Stoffwechselerkrankungen auftreten, zu verringern (siehe Tabelle 2) und so die Krankheitssymptome zu lindern. Um etwaige zytotoxische Effekte dieser Substanz ausschließen zu können, erfolgte die Vitalitätstestung durch einen Wst-1 Assay. Hierfür wurden HeLa-Zellen mit unterschiedlichen Konzentrationen an Glycerol für verschiedene Zeitspannen inkubiert und die Vitalität anhand der mitochondrialen Dehydrogenaseaktivität überprüft. Auf Grund dieser Testreihen konnte gezeigt werden, dass Glycerol keine Zytotoxizität aufweist, sondern bei kurzen Inkubationsphasen sogar eine Erhöhung der Zellvitalität um bis zu 10 % bewirkte (Abb. 4-1). Als weiterer Marker der Zellvitalität unter Einfluss von Glycerol wurde die chymotryptische Aktivität des Proteasoms durch P-20 Assays bestimmt. Die ermittelten Daten (Daten nicht dargestellt) bestätigten die durch die Wst-1 Assays bestimmten Zellvitalitäten.

Auf Grundlage dieser Daten wurde eine Konzentration von 0,6 M Glycerol für alle weiteren Experimente festgelegt, da diese Konzentration selbst bei 24-stündiger Inkubation der Zellen keine Toxizität aufwies. Des Weiteren konnte bereits in Mausversuchen gezeigt werden, dass diese Konzentration des chemischen Chaperons auch *in vivo* erreicht werden kann (Bai, *et al.* 1998).

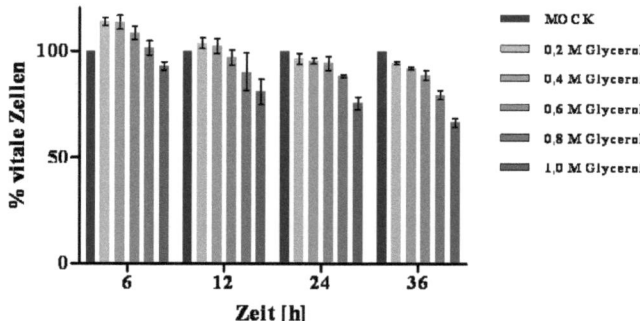

Abb. 4-1: Glycerol zeigt keine Zytotoxizität. HeLa-Zellen wurden mit unterschiedlichen Konzentrationen des chemischen Chaperons Glycerol für verschiedene Zeitspannen inkubiert und die Vitalität der Zellen durch Formazan-Bildung, als Marker der mitochondrialen Dehydrogenaseaktivität, photometrisch bestimmt. Die Vitalitätstestung stellt die Mittelwerte von 5 unabhängigen Experimenten dar, die jeweils in Triplikaten durchgeführt wurden.

4.1.2. Glycerol verstärkt die Freisetzung virusähnlicher Partikel

In vorangegangenen Experimenten konnte gezeigt werden, dass das chemische Chaperon Glycerol die Ausbildung von Gag-DRiPs in Zellen, deren Proteasomenaktivität inhibiert ist, nahezu verhindern kann (Abb. 4-4). Da Gag-DRiPs mit der Gag-Prozessierung und der Virusfreisetzung interferieren (Daten nicht gezeigt) galt es im Folgenden zu untersuchen, wie sich ein optimiertes Milieu der Proteinfaltung auf die virale Freisetzung auswirkt.

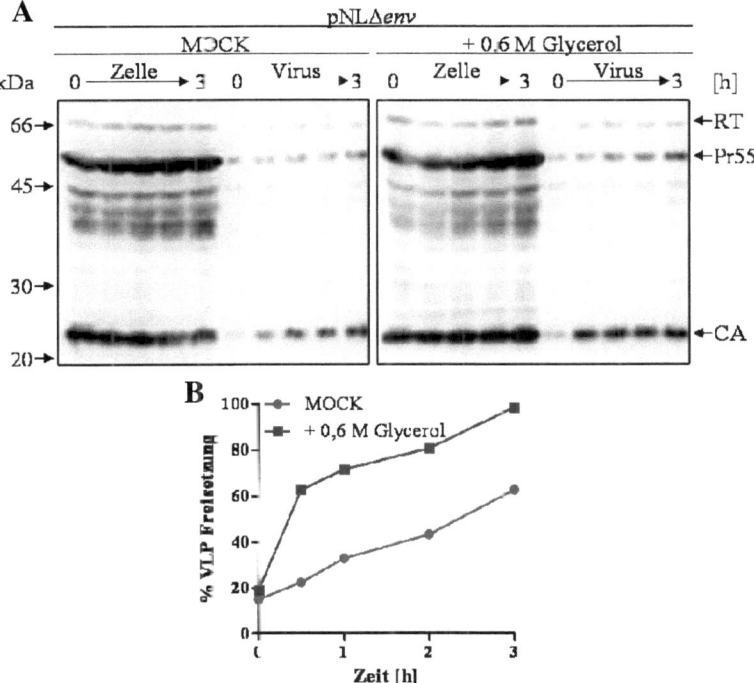

Abb. 4-2: Glycerol verstärkt die VLP-Freisetzung. Parallele Kulturen von HeLa-Zellen wurden mit dem Vektor pNLΔenv transfiziert und 19 h später die Kinetik der VLP-Freisetzung aus unbehandelten Zellen (MOCK) oder unter Einfluss von 0,6 M Glycerol über einen Zeitraum von 3 h analysiert. Aliquots der Zellfraktion und des VLP-haltigen Überstandes wurden mittels HIV-Immunglobulin im Western-Blot analysiert (A) und densitometrisch quantifiziert (B).

Hierfür wurden HeLa-Zellen mit dem *env*-defizienten subgenomischen HIV-1$_{NL4-3}$-Vektor [pNLΔ*env*, (Schubert, *et al.* 1999)] transfiziert und die Kinetik der Freisetzung von nichtinfektiösen, virusähnlichen Partikeln (VLPs, *virus like particles*) über Immunoblot-Analysen detektiert. Die Ansätze wurden 3 Stunden vor dem Start der Kinetik und während der Kinetik in 0,6 M Glycerol inkubiert oder als Vergleichsansatz unbehandelt kultiviert. Wie in Abbildung 4-2 dargestellt, zeigt sich in den mit Glycerol behandelten Ansätzen ein sehr schneller und starker Anstieg der VLP-Freisetzung (Abb. 4-2 B, Quantifizierung der VLP-Freisetzung). Dieser Anstieg flacht nach ca. einer Stunde etwas ab, was das Erreichen der maximal möglichen VLP-Freisetzung darstellt. Im Unterschied zu den behandelten Ansätzen ist der Anstieg der VLP-Freisetzung der unbehandelten Proben weniger steil und durchgehend eher linear (Abb. 4-2 B, Quantifizierung der VLP-Freisetzung).

4.1.3. Glycerol hebt den negativen Effekt von Proteasom-Inhibitoren auf die Gag-Prozessierung und die VLP-Freisetzung auf

Die Hemmung der Proteasomenaktivität bedingt einen negativen Einfluss auf die Prozessierung und Freisetzung viraler Partikel (Schubert, et al. 2000). In diesem Kontext sollte der bereits gezeigte positive Effekt des chemischen Chaperons Glycerol (Abb. 4-2) besser detektierbar sein. Um dies nachzuweisen, wurden HeLa-Zellen mit einem *env*-defizienten subgenomischen HIV-1_{NL4-3}-Vektor (Schubert, et al. 1999) transfiziert und die Freisetzung der VLPs über Immunoblot-Analysen detektiert. Parallel zur unbehandelten Kontrolle (MOCK) wurde ein Ansatz für 3 Stunden mit 0,6 M Glycerol vorinkubiert, was auch während der Kinetik beibehalten wurde. Die Behandlung mit den Proteasom-Inhibitoren MG132 und Lactacystin erfolgte im dritten Ansatz 30 Minuten vor dem Beginn der Kinetik und wurde während der Kinetik aufrechterhalten. Im vierten Ansatz wurden die Zellen sowohl mit Glycerol (identisch zu Ansatz 2) als auch mit den Proteasom-Inhibitoren (identisch zu Ansatz 3) inkubiert. Die intrazelluläre Prozessierung der Gag-Proteine stellte sich in allen Ansätzen identisch dar (Daten nicht gezeigt). Wie bereits in der Literatur beschrieben (Schubert, et al. 2000), konnte durch die Hemmung der proteasomalen Aktivität eine starke Abnahme der Prozessierung von Pr55, einhergehend mit einer Zunahme der Prozessierungsintermediate p39 und p41, detektiert werden (Abb. 4-3). Die gleichzeitige Exposition mit 0,6 M Glycerol im Medium war zwar noch durch die charakteristischen Banden der Prozessierungsintermediate gekennzeichnet, jedoch nahm die Gag-Prozessierung deutlich zu (Abb. 4-3). Hinsichtlich der Menge der freigesetzten VLPs (Abb. 4-3 B, Quantifizierung der VLP-Freisetzung) konnte der positive Effekt des chemischen Chaperons Glycerol (Abb. 4-2) auch im Kontext der gehemmten Proteasomenaktivität bestätigt werden. Es wird weiterhin deutlich, dass die Hemmung der Freisetzung virusähnlicher Partikel durch die Verwendung eines glycerolhaltigen Mediums zumindest teilweise aufgehoben werden kann. Diese Ergebnisse konnten durch *pulse-chase*-Experimente bestätigt werden (Daten nicht aufgeführt).

In Ergänzung zu den bisherigen Experimenten zeigte sich somit, dass ein glycerolhaltiges Medium, welches die Proteinfaltung unterstützt, nicht nur die Freisetzung von neu synthetisierten VLPs (Abb. 4-3) und Viren (*pulse-chase*-Daten nicht gezeigt) verstärkt, sondern auch die Prozessierung der viralen Proteine positiv beeinflusst (Abb. 4-3).

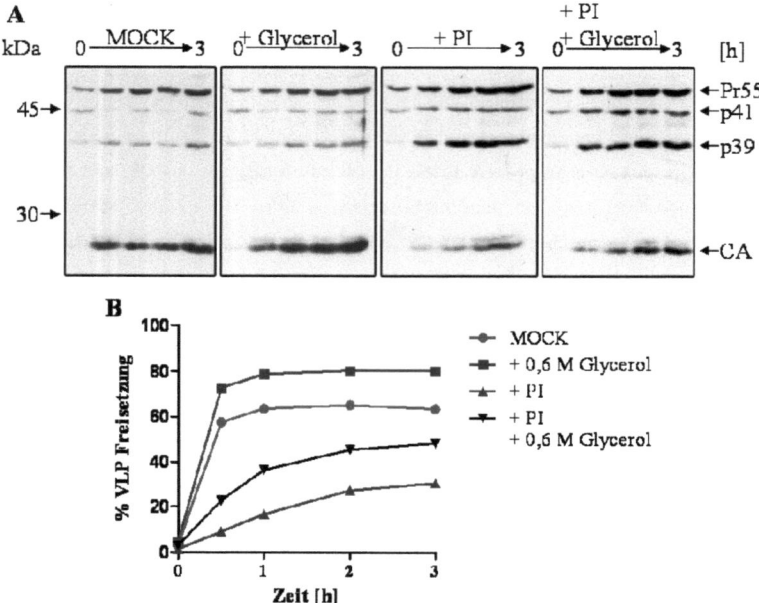

Abb. 4-3: Glycerol verstärkt die Gag-Prozessierung und die VLP-Freisetzung. Parallele Kulturen von HeLa-Zellen wurden mit dem pNLΔ*env*-Vektor transfiziert und 19 h später die Kinetik durchgeführt. Die Zellen wurden mit 0,6 M Glycerol (3-stündige Vorinkubation), 10 µM MG132 und 10 µM Lactacystin (30-minütige Vorbehandlung) oder einer Kombination (Glycerol und PIs) inkubiert. Unbehandelte Zellen (MOCK) dienten als Kontrolle. Aliquots der jeweiligen Zellfraktion und des VLP-haltigen Überstandes wurden mittels HIV-Immunglobulin im Western-Blot analysiert (Darstellung der Freisetzungskinetik der VLPs in A) und densitometrisch quantifiziert (B).

4.1.4. Glycerol verringert die Akkumulation PI-bedingter Gag-DRiPs

[Durchführung der *pulse-chase*-Experimente durch Prof. U. Schubert am National Institute of Health (NIH) in Bethesda, USA]

Eine Möglichkeit, wie Proteasom-Inhibitoren die virale Freisetzung negativ beeinflussen, liegt in der sogenannten DRiP-Hypothese begründet. DRiPs (*defective ribosomal products*) stellen polyubiquitinierte, teilweise missgefaltete Proteine dar, die nach der Hemmung der Proteasom-Aktivität in der Zelle akkumulieren (Schubert, *et al.* 2000) und ähnlich zu Prionen mit funktionsfähigen Proteinen interagieren können.

Um den Einfluss des chemischen Chaperons Glycerol auf die Bildung von DRiPs zu untersuchen, wurden parallele Kulturen HIV-1$_{NL4-3}$-transfizierter HeLa-Zellen für Kurz-Zeit *pulse-chase*-Experimente verwendet, die je nach Ansatz mit 0,6 M Glycerol und / oder einer Mischung aus MG132 und Lactacystin zur Hemmung der proteasomalen Aktivität inkubiert wurden. Die lysierten, radioaktiv markierten Zellen wurden über Zentrifugation fraktioniert, die radioaktiv markierten Proteine über SDS-PAGE aufgetrennt und fluorographisch detektiert. Der Gag-DRiP-Gehalt der einzelnen Ansätze wurde durch das Verhältnis des hochmolekularen Schmiers zwischen 50 und 250 kDa und der ß-Aktin Bande ermittelt.

Übereinstimmend mit vorangegangenen Arbeiten konnte der Großteil der polyubiquitinierten, teilweise missgefalteten DRiPs in der unlöslichen Fraktion detektiert werden (Schubert, *et al.* 2000). Somit ist der Effekt der proteasomalen Hemmung auf diese Fraktion besonders stark. Die Menge an DRiPs in der unlöslichen Fraktion konnte in diesem Experiment um das ca. 3-fache erhöht werden (Abb. 4-4). Durch gleichzeitige Exposition mit Glycerol und Proteasom-Inhibitoren konnte das Entstehen dieser DRiPs komplett verhindert werden (Abb. 4-4). Die Inkubation der Zellen in glycerolhaltigem Medium jedoch ohne Proteasom-Inhibitoren, zeigte keine weitere Verringerung des DRiP-Gehaltes, da diese durch das aktive Ubiquitin-Proteasom-System umgehend abgebaut werden.

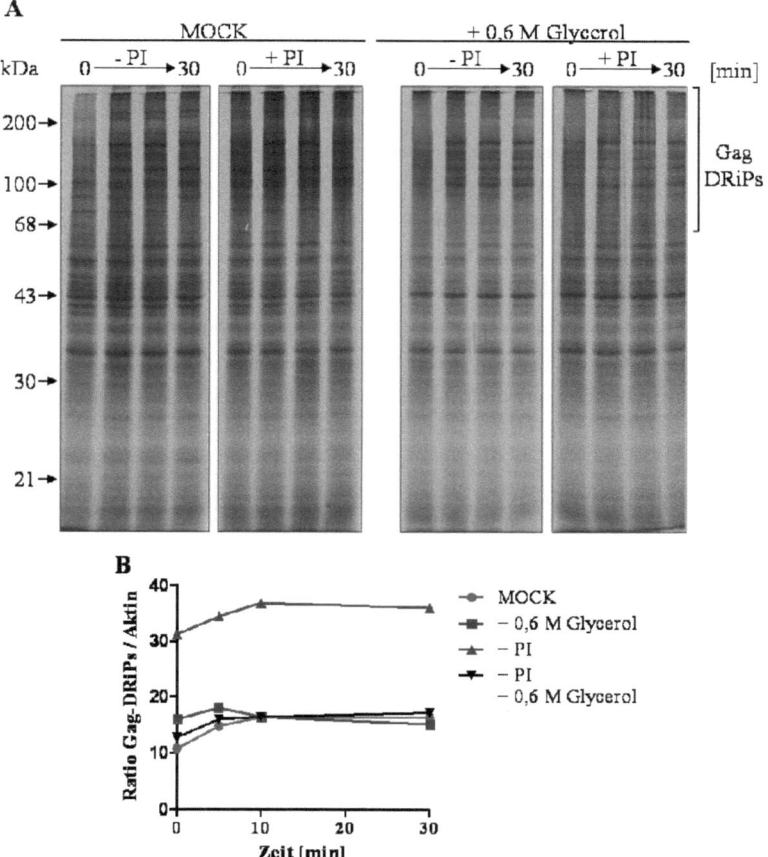

Abb. 4-4: Glycerol verringert die Akkumulation PI-bedingter Gag-DRiPs. Parallele Kulturen von HeLa-Zellen wurden mit HIV-1_{NL4-3} transfiziert und die Akkumulation polyubiquitinierter Gag-DRiPs durch *pulse-chase* Experimente analysiert (A). Die Zellen wurden mit Proteasom-Inhibitoren (20 µM MG132 und 20 µM Lactacystin), 0,6 M Glycerol bzw. einer Kombination aus Proteasom-Inhibitoren und Glycerol inkubiert. Unbehandelte Zellen (MOCK) dienten als Kontrolle. Die densitometrische Quantifizierung des hochmolekularen Schmiers zwischen 50 und 250 kDa stellt die akkumulierten polyubiquitinierten Gag-DRiPs dar (B).

4.1.5. Glycerol hat keinen Einfluss auf die Freisetzung und Gag-Prozessierung einer HIV-1 L-Domänen-Mutante

In vorangegangenen Publikationen konnte gezeigt werden, dass der Phänotyp HIV-1-infizierter Zellen, deren proteasomale Aktivität gehemmt wurde, ähnlich dem ist, der durch die Mutation der PTAP L-Domäne charakterisiert ist (Schubert, et al. 2000). Da dargestellt werden konnte, dass das chemische Chaperon Glycerol den negativen Effekt von Proteasom-Inhibitoren auf die Gag-Prozessierung und die VLP-Freisetzung aufheben kann (Abb. 4-3), sollte ein potenzieller positiver Effekt von Glycerol auf ein L-Domänen-defizientes HI-Virus untersucht werden. Hierfür wurde in einem *env*-defizienten Expressionsvektor (pNLΔ*env*) die PTAP-Sequenz durch ein LIRL-Motiv ersetzt, was den *pol*-Leserahmen nicht beeinflusste (Huang, et al. 1995). Die Freisetzung nichtinfektiöser VLPs aus den transfizierten HeLa-Zellen wurde über Immunoblot-Analysen detektiert. Die Behandlung mit Glycerol hatte jedoch, im Gegensatz zu den bisherigen Experimenten (Abb. 4-3), nur einen sehr geringen Einfluss auf die Freisetzung der VLPs (Abb. 4-5). Weiterhin konnte keine Steigerung der Pr55-Prozessierung nachgewiesen werden.

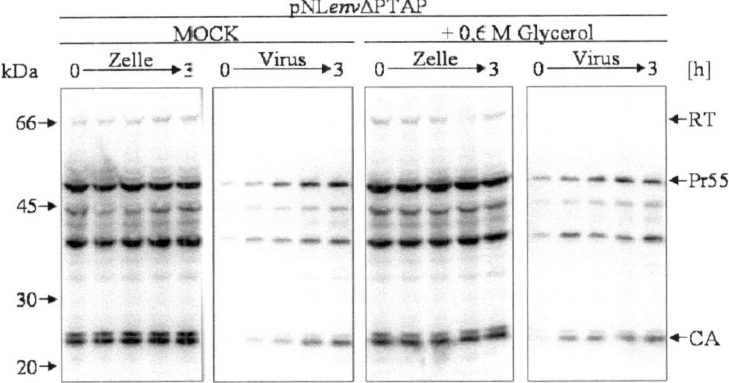

Abb. 4-5: Glycerol hat keinen Einfluss auf die VLP-Freisetzung eines L-Domänen mutierten HIV-1 Stammes. Parallele Kulturen von HeLa-Zellen wurden mit einem pNLΔ*env*ΔPTAP -Vektor transfiziert und 19 h später die Kinetik der VLP-Freisetzung aus unbehandelten Zellen (MOCK) oder unter Einfluss von 0,6 M Glycerol über einen Zeitraum von 3 h analysiert. Aliquots der Zellfraktion und des VLP-haltigen Überstandes wurden mittels HIV-Immunglobulin im Western-Blot analysiert (A) und densitometrisch quantifiziert.

4.1.6. Glycerol erhöht die Freisetzung *vpu*-defizienter virusähnlicher Partikel

Das akzessorische Protein Vpu reguliert die Virusfreisetzung (Klimkait, *et al.* 1990, Strebel, *et al.* 1988), hat jedoch keinen Einfluss auf die durch Proteasom-Inhibitoren vermittelte Abnahme der Gag-Prozessierung, Virusfreisetzung und Infektiösität der freigesetzten Viren (Schubert, *et al.* 2000). Um zu untersuchen, inwieweit das chemische Chaperon Glycerol in der Lage ist, auch die Freisetzung *vpu*-defizienter VLPs (pNL$\Delta env\Delta vpu$) positiv zu beeinflussen, wurden parallele HeLa-Zellkulturen mit dem *vpu*-defizienten Expressionsplasmid transfiziert und die Freisetzung nichtinfektiöser VLPs durch Immunoblot-Analysen detektiert und densitometrisch quantifiziert. Wie in Abbildung 4-6 ersichtlich, zeigt sich ein deutlicher durch Glycerol bedingter Anstieg der Freisetzung von VLPs. Während die Freisetzung der VLPs im unbehandelten Ansatz erst nach 8 Stunden detektierbar war, wurde dies im Glycerol-behandelten Ansatz bereits nach 2 Stunden möglich. In Gegenwart von Glycerol wurde bereits nach 4 Stunden die Menge an VLPs freigesetzt, die im unbehandelten Ansatz erst nach der doppelten Zeit erreicht wurde.

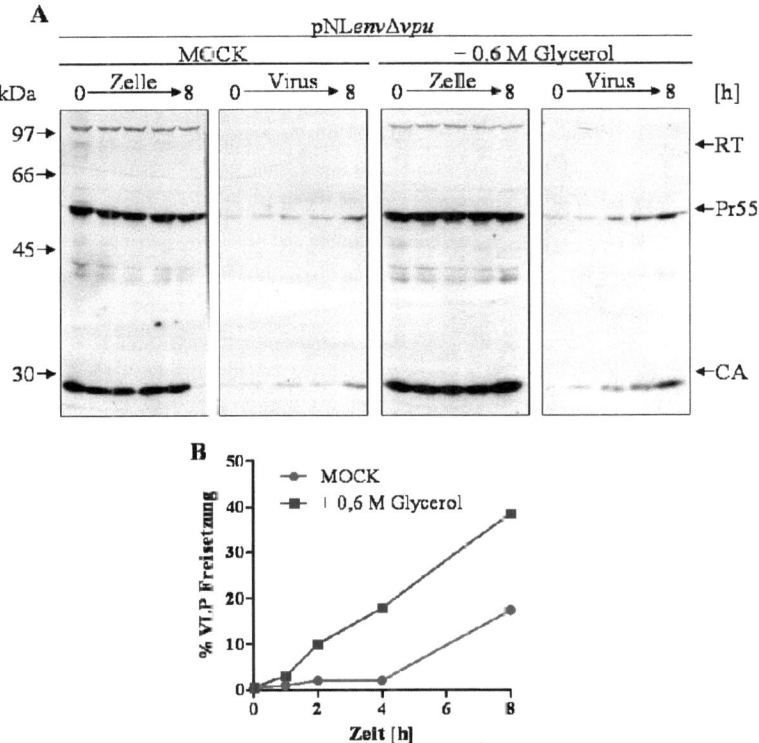

Abb. 4-6: Glycerol verstärkt die virale Freisetzung im Kontext einer vpu-Deletion.
Parallele Kulturen von HeLa-Zellen wurden mit dem pNLΔenvΔvpu -Vektor transfiziert und 19 h später die Kinetik der VLP-Freisetzung aus unbehandelten Zellen (MOCK) oder unter Einfluss von 0,6 M Glycerol über einen Zeitraum von 8 h analysiert. Aliquots der Zellfraktion und des VLP-haltigen Überstandes wurden mittels HIV-Immunglobulin im Western-Blot analysiert (A) und densitometrisch quantifiziert (B).

4.2. Molekulare Chaperone

4.2.1. 17-AAG verringert die Freisetzung und Prozessierung von Nachkommenviren

Sowohl das benzochinoide Ansamycin Geldanamycin als auch sein Derivat 17-AAG binden an die N-terminale ATP-Bindestelle von Hsp90 und führen zum proteasomalen Abbau der *client*-Proteine (An, *et al.* 2000, Miller, *et al.* 1994, Mimnaugh, *et al.* 1996, Schulte, *et al.* 1997, Whitesell, *et al.* 1994). Im Laufe der Evolution entwickelten Viren eine Abhängigkeit vom Hsp90-System, um z. B. die virusspezifische RNA-abhängige RNA-Polymerase korrekt zu falten (Connor, *et al.* 2007).

Erste Arbeiten zielten darauf ab, nachzuweisen, ob eine durch 17-AAG vermittelte Hemmung des Hsp90 einen Einfluss auf die Prozessierung und / oder Freisetzung von HIV-1 Nachkommenviren zeigt. Hierfür wurden HeLa-Zellen mit einem *env*-defizienten subgenomischen HIV-1_{NL4-3}-Vektor (Schubert, *et al.* 1999) transfiziert und für 16 Stunden mit 100 nM 17-AAG inkubiert. Die Detektion der Freisetzung der VLPs und der Prozessierung erfolgte über *pulse-chase* Experimente und den Vergleich mit unbehandelten Zellen.

In Abbildung 4-7 ist ein repräsentatives Autoradiogramm eines solchen *pulse-chase* Experimentes dargestellt, anhand dessen die spezifischen viralen Proteine quantifiziert werden konnten. Es zeigte sich deutlich, dass die Behandlung der Zellen mit 100 nM 17-AAG keinen Einfluss auf die intrazelluläre Prozessierung der viralen Proteine besitzt (Abb. 4-7 B). Deutlich ist ebenfalls, dass die Menge der freigesetzten VLPs durch die Behandlung mit 17-AAG um ca. 50 % reduziert wurde (Abb. 4-7 C). Die Quantifizierung der einzelnen Proteinbanden ergab weiterhin, dass sich die Menge des Prozessierungsintermediates (MA-CA-p2, Abb. 4-7 D), trotz der verringerten VLP-Freisetzung, nicht vom unbehandelten Ansatz unterschied. Bezieht man diese Intermediate in die Berechnung der Prozessierung der freigesetzten VLPs ein, so zeigt sich eine verminderte Prozessierung von ca. 15 % infolge der Hsp90-Hemmung (Abb. 4-7 E).

Diese Ergebnisse zeigen, dass sich die Hemmung der Hsp90-Funktion durch 17-AAG nicht auf die intrazelluläre Prozessierung der viralen Proteine auswirkt, sondern die Freisetzung und Prozessierung der Nachkommenviren beeinflusst.

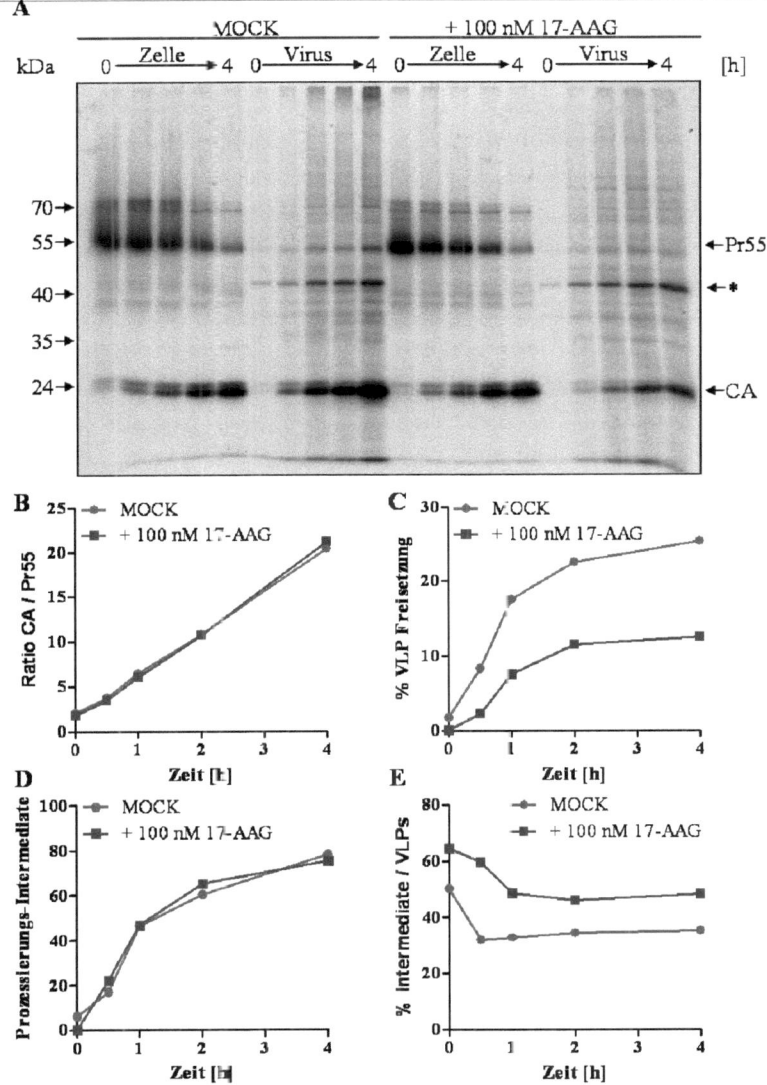

Abb. 4-7: 17-AAG verringert die Freisetzung und Prozessierung von VLPs. Parallele Kulturen von HeLa-Zellen wurden mit dem pNLΔ*env* -Vektor transfiziert, für 16 h mit oder ohne 100 nM 17-AAG inkubiert und 19 h nach der Transfektion mittels *pulse-chase* Experimenten analysiert (A) und densitometrisch quantifiziert (B-E). * - Prozessierungsintermediat MA-CA-p2

4.2.2. 17-AAG verringert die Replikation von HIV-1 in lymphatischen Geweben

Das HLAC-System (*human lymphoid aggregate culture*) stellt ein attraktives Modell dar, um nicht nur den Verlauf einer HIV-Infektion in einem nativen, von einer exogenen Aktivierung unabhängigen System zu untersuchen, sondern auch den Einfluss diverser Substanzen auf die Kinetik der Freisetzung viraler Partikel zu verfolgen. Dies ist auch möglich, da diese *ex vivo* kultivierten Tonsillen die natürliche Zusammensetzung und das Zusammenspiel der verschiedenen Immunzellen wiederspiegeln.

Zur Infektion der Tonsillen kamen sowohl X4-trope Virusstämme des molekularen Klons HIV-1$_{NL4-3}$ (Adachi, *et al.* 1986), als auch das isogene R5-trope Derivat mit der 005pf135 V3 Loopregion (Papkalla, *et al.* 2002) zur Anwendung. Die durch Transfektion mit proviraler DNA in 293T-Zellen gewonnenen Virusstocks wurden mittels p24-Quantifizierung oder Bestimmung der RT-Aktivität standardisiert. Um die Wirkung von 17-AAG auf die HIV-1 Replikation zu untersuchen, erfolgte die Infektion paralleler Ansätze des *ex vivo* kultivierten tonsillären Gewebes unter dem Einfluss unterschiedlicher Konzentrationen des Hsp90-Inhibitors. In verschiedenen Zelltypen konnte gezeigt werden, dass Proteasom-Inhibitoren die Assemblierung, Freisetzung und Reifung von HIV-1 negativ beeinflussen (Schubert, *et al.* 2000). Auf Grund dessen wurden infizierte, kultivierte tonsilläre Gewebe, identisch zu den mit 17-AAG behandelten Ansätzen, auch mit dem synthetischen, reversiblen Peptidboronat PS-341 inkubiert. Aus den virushaltigen Zellkulturüberständen wurde die Freisetzung der viralen Partikel durch Quantifizierung der virusassoziierten RT-Aktivität bestimmt. Ein repräsentatives Replikationsprofil eines X4-tropen HIV-1 Stammes in tonsillärem Gewebe unter dem Einfluss verschiedener Konzentrationen von 17-AAG bzw. PS-341 ist in Abbildung 4-8 dargestellt. Es zeigt sich deutlich ein konzentrationsabhängiger Einfluss beider Substanzen auf die virale Replikation (Abb. 4-8 A, C). Die mittlere inhibitorische Konzentration (IC$_{50}$) wurde aus infizierten und mit den jeweiligen Inhibitoren behandelten Tonsillen von mindestens vier verschiedenen Donoren berechnet. Während die IC$_{50}$ des Hsp90-Inhibitors 17-AAG bei ca. 12 nM lag (Abb. 4-8 B), zeigten bereits ca. 5 nM des Proteasom-Inhibitors PS-341 die 50 %ige Hemmung der viralen Replikation (Abb. 4-8 D). Im R5-tropen System bestätigten sich die Ergebnisse (Daten nicht gezeigt) mit den IC$_{50}$–Werten von ca. 7 nM (17-AAG) und 5 nM (PS-341).

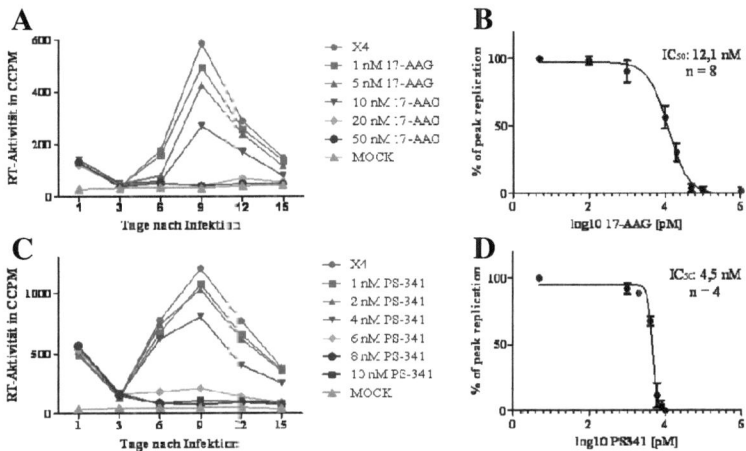

Abb. 4-8: 17-AAG und PS-341 zeigen einen konzentrationsabhängigen Einfluss auf die Replikation von HIV-1 in HLACs. Darstellung repräsentativer Replikationsprofile eines X4-tropen HIV-1 im HLAC-Modell *ex vivo* (A, C). Triplikate der lymphoiden Gewebekultur wurden mit 1 ng p24 eines X4-tropen HIV-1 Stammes, in Gegenwart aufsteigender Konzentrationen der jeweiligen Substanz (17-AAG, PS-341), infiziert und jeden dritter Tag Proben der in den Überstand freigesetzten Viren genommen. Die durchschnittliche Virusproduktion wurde für jeden Ansatz durch die Messung der viralen Reversen Transkriptase-Aktivität ermittelt (A, C). Durch die Verwendung lymphoider Gewebekulturen verschiedener Donoren konnte die mittlere inhibitorische Konzentration (IC_{50}) der jeweiligen Substanz ermittelt werden (B, D).

4.2.3. 17-AAG verringert die Replikation von HIV-1 in mononukleären Zellen des peripheren Blutes

Eine Alternative, um von Tonsillektomien unabhängig zu sein, stellt die Verwendung von Vollblutkonserven dar, aus denen die mononukleären Zellen (PBMCs, *peripheral blood mononuclear cells*) aufgereinigt werden. Der Vorteil der dauernden Verfügbarkeit und einfachen Aufarbeitung steht jedoch in Kontrast zu der für die Kultivierung nötigen Zugabe von Stimulationsfaktoren (PHA, IL-2). Identisch zu der Verwendung von tonsillärem Gewebe wurden die Überstände der HIV-1 infizierten PBMC-Kulturen hinsichtlich ihres Gehaltes an virusassoziierter aktiver RT untersucht und daraus der Verlauf der HIV-Infektion im jeweiligen Ansatz ermittelt. Ein repräsentatives Replikationsprofil eines X4-tropen HIV-1 Stammes in aufgereinigten mononukleären Zellen, unter dem Einfluss verschiedener Konzentrationen von 17-AAG, ist in Abbildung 4-9 dargestellt. Es zeigt sich ein deutlicher konzentrationsabhängiger Effekt von 17-AAG auf die Virusreplikation (Abb. 4-9 A). Bereits 10 nM 17-AAG bedingen eine ca. 50 %-ige Verringerung der HIV-1 Replikation in den infizierten PBMCs. Dies wird durch die IC_{50}-Berechnung aus mehreren Replikationsprofilen unter 17-AAG-Einfluss bestätigt (Abb. 4-9 B). Während der IC_{50}-Wert für 17-AAG sowohl im X4- als auch im R5-tropen Kontext bei ca. 10 nM liegt, konnte er für PS-341 mit ca. 6 nM bestimmt werden (Daten nicht gezeigt).

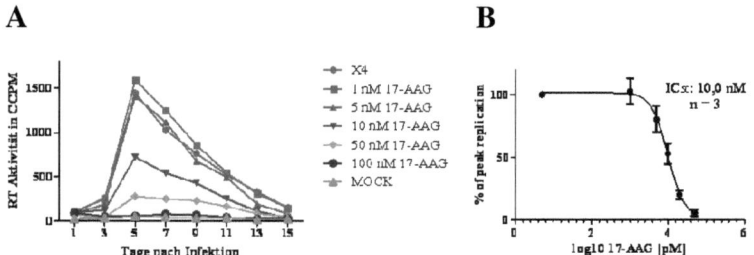

Abb. 4-9: 17-AAG zeigt einen konzentrationsabhängigen Einfluss auf die Replikation von HIV-1 in PBMCs. Darstellung eines repräsentativen Replikationsprofils eines X4-tropen HIV-1 Stammes im PBMC-Modell *ex vivo* (A). Triplikate der mononukleären Zellen des peripheren Blutes wurden unter Einfluss von 17-AAG mit 1 ng p24 eines X4-tropen HIV-1 infiziert und jeden zweiten Tag Proben der Zellkulturüberstände genommen. Die durchschnittliche Virusproduktion wurde für jeden Ansatz durch die Messung der viralen Reversen Transkriptase-Aktivität ermittelt (A). Durch die Verwendung von PBMCs verschiedener Donoren konnte die mittlere inhibitorische Konzentration (IC_{50}) von 17-AAG ermittelt werden (B).

4.2.4. 17-AAG zeigt in Kombination mit PS-341 synergistische Effekte auf die Replikation von HIV-1

Neben dem bisher aufgeführten konzentrationsabhängigen Effekt von 17-AAG auf die HIV-1 Replikation durch die Hemmung des molekularen Chaperons Hsp90 (Abb. 4-8, Abb. 4-9) war es von großem Interesse zu untersuchen, inwieweit sich die zusätzliche Hemmung der Proteasom-Aktivität auf die virale Replikation auswirkt.

Replikationsstudien in HIV-1 infizierten Tonsillen (HLAC-System) sowie in aufgereinigten mononukleären Zellen (PBMC) zeigten ebenfalls einen deutlichen konzentrationsabhängigen Einfluss von PS-341 auf die Replikation (Abb. 4-8). Bei der Kombination der Hemmung der proteasomalen Aktivität durch PS-341 und gleichzeitiger Hemmung der Hsp90-Funktion stellte sich ein synergistischer Einfluss auf die virale Replikation dar. Wie in Abbildung 4-10 ersichtlich, ist eine Kombination von 1 nM PS-341 mit 4 nM 17 AAG ausreichend, um die Replikation in infizierten PBMCs deutlich zu verringern, während die gleichen Konzentrationen bei Verwendung in einer Monotherapie keinerlei Einfluss auf die virale Replikation zeigten (Abb. 4-10).

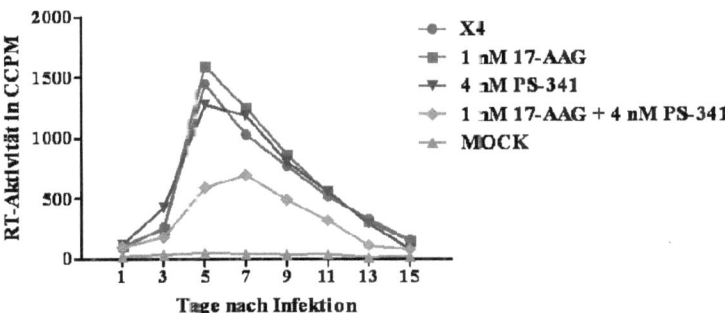

Abb. 4-10: 17-AAG und PS-341 zeigen einen synergistischen Einfluss auf die Replikation von HIV-1 in PBMCs. Darstellung eines repräsentativen Replikationsprofils eines X4-tropen HIV-1 Stammes im PBMC-Modell *ex vivo*. Triplikate der mononukleären Zellen des peripheren Blutes wurden unter Einfluss der jeweiligen Substanz (17-AAG, PS-341 oder in Kombination) mit 1 ng p24 eines X4-tropen HIV-1 infiziert und jeden zweiten Tag Proben der Zellkulturüberstände genommen. Die durchschnittliche Virusproduktion wurde für jeden Ansatz durch die Messung der viralen Reversen Transkriptase-Aktivität ermittelt.

4.2.5. 17-AAG und PS-341 zeigen in den verwendeten Konzentrationen keine Zytotoxizität

Um auszuschließen, dass 17-AAG und PS-341 einen Einfluss auf die Vitalität der verwendeten PBMCs und die Zellen des HLAC-Systems besitzen, erfolgten Zellvitalitätstests und FACS-Analysen (Daten nicht gezeigt). Hierfür wurde ein Teil der aufgereinigten Zellen, parallel zu den infizierten Zellen, mit den entsprechenden Konzentrationen von 17-AAG oder PS-341 inkubiert und die Vitalität der Zellen zu verschiedenen Zeitpunkten ermittelt.

Die Daten der Wst-1 Tests von 6 verschiedenen Tonsillen, die für 8 bis 13 Tage mit 17-AAG bzw. PS-341 behandelt wurden, sind in Abbildung 4-11 exemplarisch zusammengefasst. Deutlich wird gezeigt, dass die verwendeten Substanzen erst ab Konzentrationen von 100 nM 17-AAG bzw. 8 nM PS-341 eine beginnende Zytotoxizität aufweisen. Diese Konzentrationen liegen weit über den Konzentrationen, die in den Replikationsstudien einen Einfluss auf die virale Replikation zeigten. Somit ist auszuschließen, dass die beobachtete Hemmung der HIV-1 Replikation auf eine eventuelle, mit zunehmender Dauer der Behandlung sich verstärkende Zytotoxizität zurückzuführen wäre. Für die in den Replikationsstudien verwendeten PBMCs wurden identische Ergebnisse ermittelt (Daten nicht gezeigt).

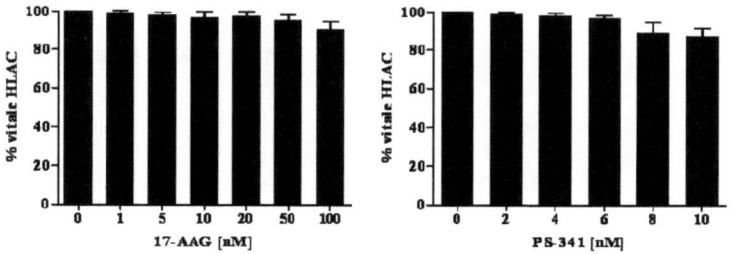

Abb. 4-11: 17-AAG und PS-341 zeigen keine Zytotoxizität in den verwendeten HLAC.
Lymphoide Gewebekulturen von 6 verschiedenen Donoren wurden für 8 – 13 Tage mit verschiedenen Konzentrationen 17-AAG bzw. PS-341 inkubiert, die Vitalität der Zellen durch den Wst-1 Assay ermittelt und die Mittelwerte graphisch dargestellt.

4.3. PB1-F2

4.3.1. Synthese von sPR8, sSF2 und sBF2

Die Synthese der PB1-F2-Peptide erfolgte durch Dr. rer. nat. René Röder und Dr. rer. nat. Peter Henklein am Institut für Biochemie der Charité-Universitätsmedizin Berlin. Hierzu kamen die Methoden der NCL [*native chemical ligation*, (Dawson, *et al.* 1994)] und SPPS [*solid-phase peptide synthesis*, (Merrifield 1964)] zur Anwendung. Die Sequenz des Isolates A/Puerto Rico/8/34 (H1N1), anhand dessen PB1-F2 erstmals identifiziert werden konnte (Chen, *et al.* 2001), diente als Basis für das Peptid mit der Kurzbezeichnung PR8. Das Isolat A/Brevig Mission/1/1918 (H1N1) basierte auf dem Lungenbioptat einer an der spanischen Grippe verstorbenen Inuit-Frau, deren Leiche 1918 im Permafrostboden begraben wurde (Taubenberger 2005). Das PB1-F2 Peptid dieses Stammes erhielt die Bezeichnung SF2 (*spanish flu*). Das dritte synthetisch generierte Peptid stellt das PB1-F2 der hochpathogenen aviären Influenza (HPAI) dar, die ebenfalls auf den Menschen übertragbar ist. Die hierfür benutzte Sequenz des PB1-F2 stammte aus dem Entenisolat A/duck/Guangdong/12/2000 (H5N1) und erhielt die Kurzbezeichnung BF2 (*bird flu*). Da das PB1-F2 Peptid dieses Isolats das für die NCL nötige Cystein nicht besaß, wurde es durch die Modifikation der Ursprungssequenz eingefügt. Zum einen erfolgte die Synthese von sBF2 (Y42C), da 30 % aller bisher bekannten aviären PB1-F2 Sequenzen an dieser Stelle ein Cystein aufweisen, zum anderen erfolgte an Position 47 ein Aminosäuretausch zwischen Serin und Cystein, da diese Aminosäuren ähnliche Größen und Eigenschaften aufweisen [sBF (S47C); (Roder, *et al.* 2008)]. Zusätzlich zu diesen Volllängenpeptiden erfolgte die Synthese überlappender Fragmente jedes PB1-F2 Peptides, um diese in strukturelle und funktionelle Einheiten zu unterteilen. So wurden zusätzlich N-terminale Fragmente (AS 1 – 40), mittlere Fragmente (AS 30 – 70) und C-terminale Fragmente (sPR8: AS 50 – 87, sSF2 und sBF2: AS 50 – 90) synthetisiert, die in Abbildung 4-12 dargestellt sind.

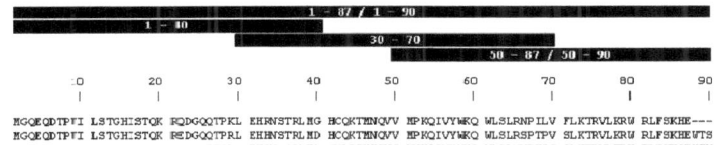

Abb. 4-12: Sequenzen der synthetisierten Volllängenpeptide sPR8, sSF2 und sBF2 und ihre Fragmente. Die für die Synthese von sBF2 notwendigen Modifikationen der Aminosäuresequenz sind unterstrichen.

4.3.2. Statistisch-mechanistische Vorhersage von Aggregationsdomänen

Zur Vorhersage von Aggregationsdomänen wurde das Programm TANGO (http://tango.crg.es/) verwendet. Dabei handelt es sich um einen statistisch-mechanistischen Algorithmus, der zur Vorhersage von Protein-Aggregationsdomänen benutzt wird (Fernandez-Escamilla, *et al.* 2004). Das Programm basiert auf den Grundsätzen der sekundären Strukturbildung, ergänzt durch die Annahme, dass die Kernregion des Aggregates vollständig abgedeckt ist. Der durch das Programm ermittelte Wert (*score*) gibt an, mit welcher Tendenz die betrachtete Sequenz zur Aggregation neigt. Je höher der *score* ist, desto wahrscheinlicher ist die Tendenz zur Aggregation.

Für *s*PR8 konnten insgesamt drei Aggregationsdomänen identifiziert werden. Zwei Domänen mit einem jeweiligen *score* von 1 befanden sich in den Regionen AS 9 – 13 und AS 54 – 58, während das TANGO-Programm für die Aminosäuren 68 – 72 sogar einen *score* von etwa 90 ermittelte (Bruns, *et al.* 2007). Während für *s*SF2 ebenfalls die beiden Domänen AS 9 – 13 und AS 54 – 58 mit einem *score* von jeweils 1 angegeben wurden, zeigte sich für *s*BF2 lediglich eine potenzielle Aggregationsdomäne von AS 54 – 58 mit einem *score* von 1 (Abb. 4-13).

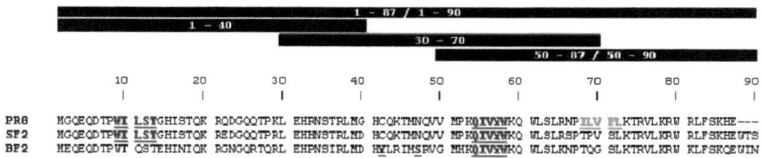

Abb. 4-13: Sequenzen der synthetischen Peptide und die mittels TANGO ermittelten potenziellen Aggregationsdomänen (blau, score ~ 1, grün, score ~ 90).

4.3.3. Oligomerisierungsstudien der synthetischen Peptide

Bereits bei der Erstbeschreibung von PB1-F2 wurde auf die mögliche pro-apoptotische Eigenschaft des Peptides hingewiesen (Chen, *et al.* 2001). Dies wurde durch die Ergebnisse, dass PB1-F2 *in vitro* unspezifische Membranporen bildet und eine hiermit einhergehende Destabilisierung der Lipidmembranen bedingt (Chanturiya, *et al.* 2004), untermauert.

Die hierfür notwendige Oligomerisierung des PB1-F2 Peptides und die genaue Lokalisation der interagierenden Domänen konnte *bis dato* nicht gezeigt werden. Zur Erforschung dieses Sachverhaltes wurde die Methode des chemischen *cross linkings* angewandt und die Peptide, auf Grund des Fehlens geeigneter Antikörper, nach SDS-PAGE über Coomassie-Färbung detektiert. Durch die Verwendung ß-Mercaptoethanol (ß-ME)-haltiger Probenpuffer war es möglich, den Einfluss der über die Cysteine ausgebildeten Disulfidbrücken auf die Di- bzw. Multimerisierung der Peptide zu untersuchen. Die Qualität der jeweiligen Peptidcharge, die korrekte Einwaage und der SDS-Gehalt des verwendeten Probenauftragspuffers wurden in Vorversuchen überprüft bzw. ausgetestet (Daten nicht gezeigt).

Oligomerisierung von *s*PR8 und seinen Fragmenten

Das N-terminale Fragment (AS 1 – 40) von *s*PR8 weist bereits ohne das Einwirken des *cross linkers* DSS (*disuccinimidyl suberate*) ein Dimer auf, dessen Bandenintensität selbst durch DSS nicht weiter verstärkt werden konnte (Abb. 4-15). Für das mittlere Fragment (AS 30 - 70) konnte ebenfalls ein Dimer, unter nicht-reduzierenden Bedingungen ein Trimer nachgewiesen werden (Abb. 4-16). Auch das C-terminale Fragment (AS 50 – 87) weist bereits ohne DSS-Einfluss eine Dimerisierung auf. Unabhängig von ß-Mercaptoethanol (ß-ME) zeigt sich bei 2-molarem Überschuss von DSS eine Oligomerisierung bis hin zum Oktamer und bei 20-molarem Überschuss eine Multimerisierung über den gesamten Auftragungsbereich (Abb. 4-17). Dementsprechend zeigt das Volllängenpeptid (AS 1 – 87) von *s*PR8 bereits ohne DSS-Einwirkung und ß-ME eine Dimerisierung, welche jedoch unter reduzierenden Bedingungen verschwindet. Unabhängig von reduzierenden Einflüssen ist das Volllängenpeptid (AS 1 – 87) von *s*PR8 bei 2- als auch bei 20-molarem DSS-Überschuss durch die Ausbildung von Multimeren über den gesamten Auftrennungsbereich (Abb. 4-14, Abb. 4-18) charakterisiert.

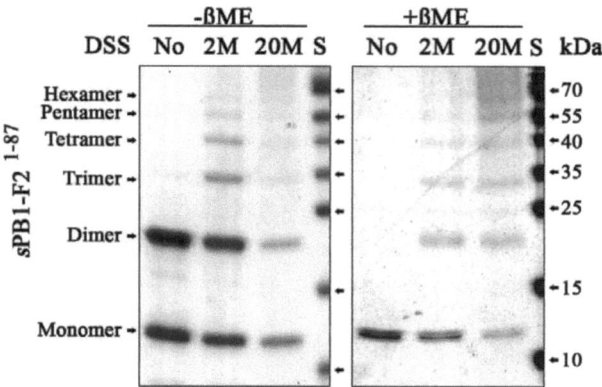

Abb. 4-14: Oligomerisierung von sPB1-F2 des Isolates PR8 (Bruns, et al. 2007). 2,5 µg sPR8 (AS 1 – 87) wurden mit 2- oder 20-fachem molarem Überschuss DSS, unter reduzierenden (+ ß-ME) bzw. nicht-reduzierenden (- ß-ME) Bedingungen, *cross linked*. Nach elektrophoretischer Auftrennung mittels 15 %iger SDS-PAGE konnten die Peptide über Coomassie-Färbung detektiert und mit unbehandelten Peptiden verglichen werden. S - Proteinstandard

Oligomerisierung von sBF2 und seinen Fragmenten

Dem N-terminalen Fragment (AS 1 – 40) von sBF2 konnte unter 20-molarem Überschuss und nicht-reduzierenden Bedingungen keine Tendenz zur Dimerisierung nachgewiesen werden (Abb. 4-15). Unabhängig vom Einfluss von ß-ME zeigt das mittlere Fragment (AS 30 – 70) bereits ohne *cross linker* ein Dimer. Bei Zugabe von DSS zeigt sich unter reduzierenden Bedingungen die Ausbildung bis hin zum Pentamer und unter nicht-reduzierenden Bedingungen eine Multimerisierung über den gesamten Auftrennungsbereich des Gels (Abb. 4-16). Unabhängig vom Vorhandensein reduzierender Agenzien ist das C-terminale Fragment (AS 50 – 90) durch die Ausbildung schwacher Di- und Trimere nach DSS-Einfluss charakterisiert (Abb. 4-17). Das Volllängenpeptid (AS 1 – 90) weist bereits ohne *cross linker* unter nicht-reduzierenden Bedingungen ein Dimer auf, welches unter reduzierenden Bedingungen nicht mehr detektiert werden kann. Unter dem Einfluss von 2-molarem Überschuss an DSS zeigt sich, unabhängig von ß-ME, eine Multimerisierung über den gesamten Auftrennungsbereich. Hinsichtlich des Einflusses eines 20-molaren Überschusses an DSS zeigen sich in beiden Ansätzen, mit und ohne ß-ME, nur schwache Signale des Monomers und auch der Oligomere (Abb. 4-18).

Oligomerisierung von sSF2 und seinen Fragmenten

Das N-terminale Fragment (AS 1 – 40) von sSF2 zeigt unabhängig von ß-ME selbst unter 20-molarem DSS-Überschuss keine Tendenz zur Dimerisierung (Abb. 4-15). Das mittlere Fragment (AS 30 – 70) ist durch die Ausprägung eines Dimers unter nicht-reduzierenden Bedingungen charakterisiert, welches unter reduzierenden Bedingungen nicht mehr detektiert werden kann. Durch das Einwirken von DSS können jeweils Dimere sowie schwache Trimere des mittleren Fragmentes detektiert werden (Abb. 4-16). Das C-terminale Fragment (AS 40 - 90) weist ohne DSS keine Tendenz zur Dimerisierung auf. Unabhängig von ß-ME zeigt sich unter 2-molarem DSS-Überschuss die Ausbildung eines Di- und Trimers, während sich bei 20-molarem Überschuss von DSS eine Leiter multimerisierter Peptide zeigt (Abb. 4-17). Das Volllängenpeptid (AS 1 – 90) von sSF2 ist unter nicht-reduzierenden Bedingungen durch die Ausbildung eines Dimers, welches unter reduzierenden Bedingungen nicht detektiert werden kann, charakterisiert. Unabhängig von ß-ME zeigt sich eine DSS-vermittelte Multimerisierung des Volllängenpeptides (AS 1 – 90) über den gesamten Auftrennungsbereich (Abb. 4-18).

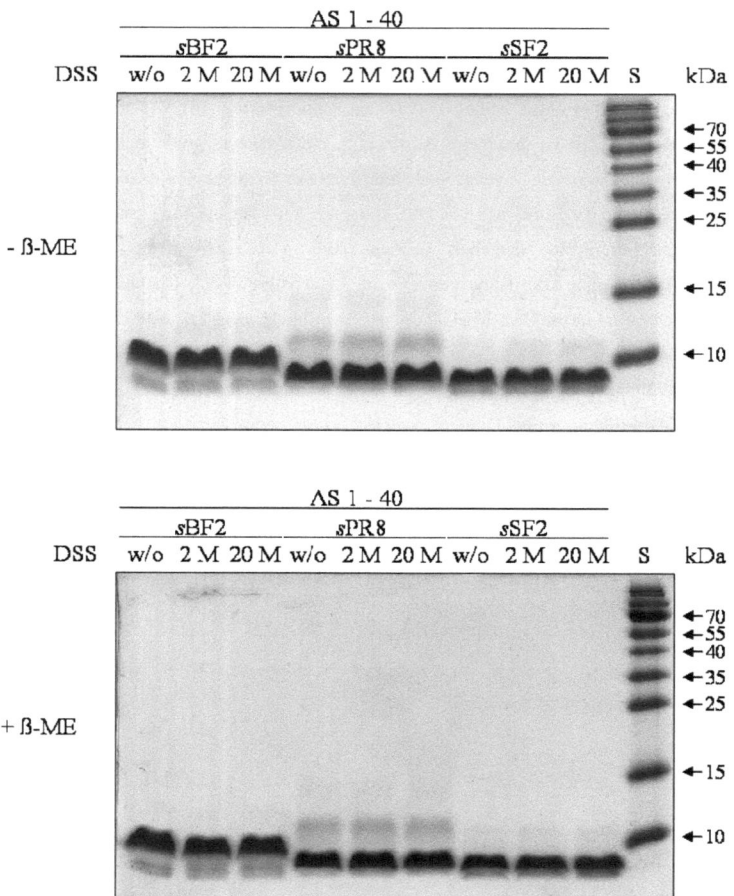

Abb. 4-15: Oligomerisierungsverhalten der synthetisch hergestellten N-terminalen Peptide (AS 1 - 40) von *s*BF2, *s*PR8 und *s*SF2. 5 µg des jeweiligen Peptides wurden mit 2- oder 20-fachem molarem Überschuss DSS, unter reduzierenden (+ ß-ME) bzw. nicht-reduzierenden (- ß-ME) Bedingungen, *cross linked*. Nach elektrophoretischer Auftrennung mittels 15 %iger SDS-PAGE konnten die Peptide über Coomassie-Färbung detektiert und mit unbehandelten Peptiden verglichen werden. S - Proteinstandard

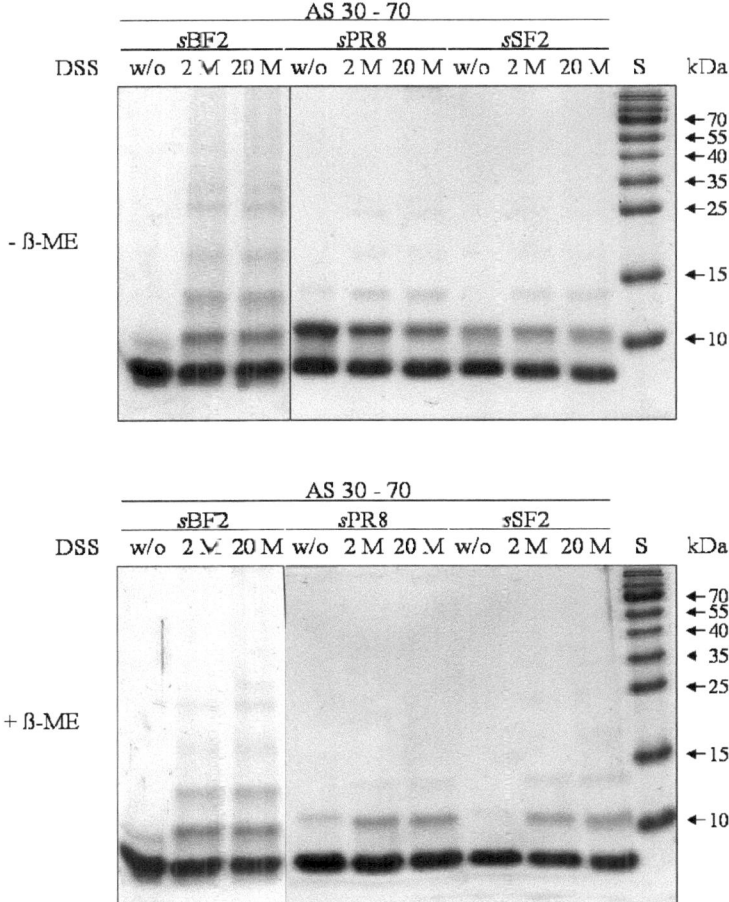

Abb. 4-16: Oligomerisierungsverhalten der synthetisch hergestellten mittleren Peptide (AS 30 - 70) von sBF2, sPR8 und sSF2. 5 µg des jeweiligen Peptides wurden mit 2- oder 20-fachem molarem Überschuss DSS, unter reduzierenden (+ ß-ME) bzw. nicht-reduzierenden (- ß-ME) Bedingungen, *cross linked*. Nach elektrophoretischer Auftrennung mittels 15 %iger SDS-PAGE konnten die Peptide über Coomassie-Färbung detektiert und mit unbehandelten Peptiden verglichen werden. S - Proteinstandard

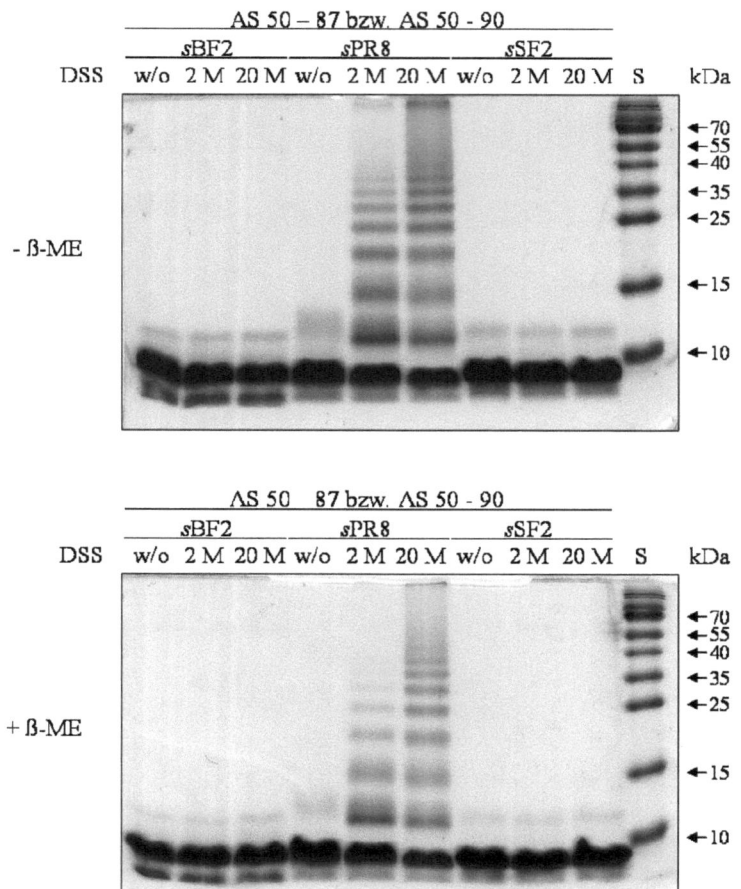

Abb. 4-17: Oligomerisierungsverhalten der synthetisch hergestellten C-terminalen Peptide (AS 50 - 87 bzw. AS 50 - 90) von sBF2, sPR8 und sSF2. 5 µg des jeweiligen Peptides wurden mit 2- oder 20-fachem molarem Überschuss DSS, unter reduzierenden (+ ß-ME) bzw. nicht-reduzierenden (- ß-ME) Bedingungen, *cross linked*. Nach elektrophoretischer Auftrennung mittels 15 %iger SDS-PAGE konnten die Peptide über Coomassie-Färbung detektiert und mit unbehandelten Peptiden verglichen werden. S - Proteinstandard

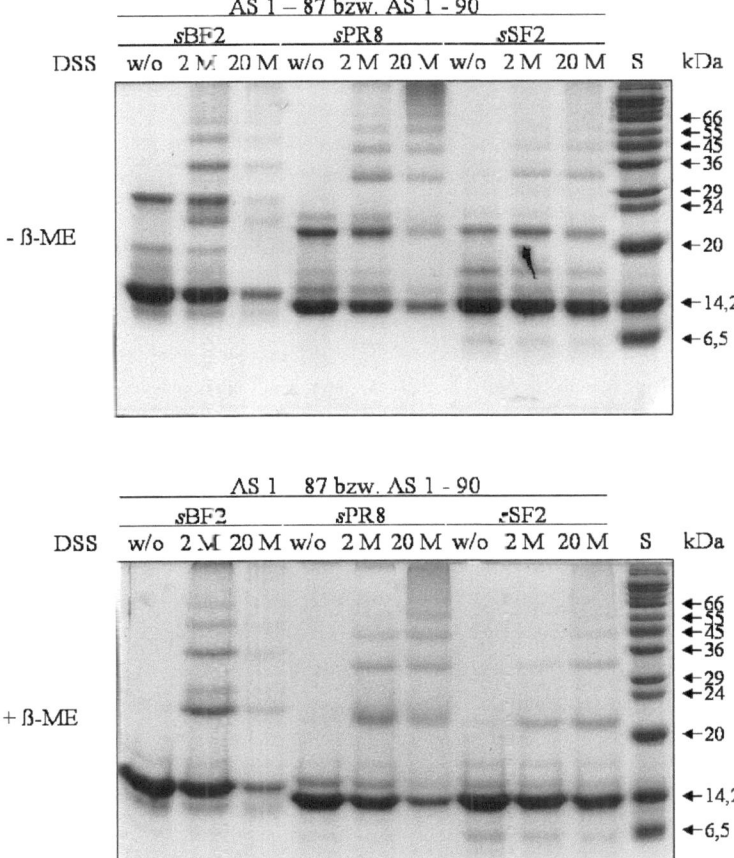

Abb. 4-18: Oligomerisierungsverhalten der synthetisch hergestellten Volllängenpeptide (AS 1 - 87 bzw. AS 1 - 90) von sBF2, sPR8 und sSF2. 5 µg des jeweiligen Peptides wurden mit 2- oder 20-fachem molarem Überschuss DSS, unter reduzierenden (+ ß-ME) bzw. nicht-reduzierenden (- ß-ME) Bedingungen, *cross linked*. Nach elektrophoretischer Auftrennung mittels 15 %iger SDS-PAGE konnten die Peptide über Coomassie-Färbung detektiert und mit unbehandelten Peptiden verglichen werden. S - Proteinstandard

5. Diskussion
5.1. Chemische Chaperone

Seit nunmehr 10 Jahren ist bekannt, dass die Hemmung der Proteasom-Aktivität negative Einflüsse auf die Prozessierung von HIV-1 Proteinen wie auch auf die Freisetzung, Reifung und Infektiösität der HI-Viren besitzt (Schubert, et al. 2000). Dass die Vielzahl der Retroviren die Funktionalität des Ubiquitin-Proteasom-Systems (UPS) für eine effiziente Virusfreisetzung benötigt, konnte daraufhin in mehreren Studien belegt werden (Martin-Serrano 2007, Shehu-Xhilaga, et al. 2004). Die durch die Proteasom-Inhibition bedingte Verminderung der Virusfreisetzung erinnert an das Freisetzungsverhalten der L-Domänenmutanten von HIV-1. Dies führte zu der gebräuchlichen Theorie, dass eine Hemmung der proteasomalen Aktivität die Menge an freiem Ubiquitin reduziert, was zu einer Verminderung der Monoubiquitinierung der L-Domänen-beinhaltenden Gag-Proteine führen sollte. Durch die Erkenntnis, dass die Sensibilität der Retroviren gegenüber Proteasom-Inhibitoren abhängig vom Typ der L-Domänen scheint, wurde diese These unterstützt. Hierbei zeigte sich, dass Retroviren, die PT/SAP oder PPE/PY L-Domänen benutzen, die Aktivität des UPS benötigten, mit dessen Proteinen sie interagieren. So interagiert die PT/SAP L-Domäne mit Tsg101 (*tumor susceptibility gene*), einem E2-Ligase ähnlichem Protein, welches monoubiquitinierte Proteine zu endosomalen Vesikeln transportiert und somit zur Bildung von multivesikulären Partikeln (MVB, *multivesicular bodies*) führt (Babst, et al. 2002, Babst, et al. 2002, Katzmann, et al. 2001) PPE/PY L-Domänen hingegen interagieren spezifisch mit einer Unterart der HECT-Ubiquitin-Ligasen (*homologous to E6AP COOH terminus*), welche die Ubiquitinierung von Gag und infolgedessen die virale Freisetzung ermöglichen (Martin-Serrano, et al. 2005). Lediglich EIAV (*equine infectious anemia virus*) beinhaltet eine YPDL L-Domäne, die mit ALIX (*ALG2-interacting protein X*), einem mit ESCRT (*endosomal sorting complex required for transport*) assoziierten Protein, interagiert, welches nicht direkt zum UPS gehörig ist. Folglich steht die virale Freisetzung von EIAV nicht in Abhängigkeit zu einem funktionellen UPS (Ott, et al. 2002, Patnaik, et al. 2002).

Diese Daten sprechen alle für die Hypothese, dass die Verringerung der freien Menge des Ubiquitins auf Grund der Hemmung der proteasomalen Aktivität für die negativen Einflüsse auf die virale Freisetzung, von zum Beispiel HIV-1, verantwortlich sind. Jedoch gibt es in diesem Zusammenhang noch einige unbeantwortete Fragen.

Ubiquitinierte Gag-Proteine, im Speziellen im C-terminalen Bereich von p6 monoubiquitinierte HIV-1 Proteine (Ott, et al. 1998, Ott, et al. 2002), konnten in Virionen nachgewiesen werden. Die Lysine in Position 27 und 33 von p6 liegen zwar nahe zur PTAP L-Domäne, ihre Mutation zu Arginin zeigte jedoch keine Auswirkungen auf die Replikation, die „normale" Ubiquitin-Menge in den Virionen und die Sensitivität gegenüber der Hemmung der proteasomalen Aktivität (Ott, et al. 2000). Neue Studien zeigten, dass alle HIV-1 Gag-Proteine ubiquitiniert werden können und die Ubiquitinierung der NC-p2-p6 Region die Virusfreisetzung von HIV-1 in einer bisher nicht näher definierten Art beeinflusst (Gottwein, et al. 2006, Gottwein und Krausslich 2005). Weiterhin konnte gezeigt werden, dass die Ubiquitinierung von Gag mit dessen Membranbindung und Multimerisierung assoziiert scheint (Jager, et al. 2007). Während auch Daten des PPPY L-Domänen beinhaltenden RSV (*rous sarcoma virus*) darauf hindeuten, dass Ubicuitin einen Teil der RSV-Freisetzungsmaschinerie darstellt (Kikonyogo, et al. 2001, Patnaik, et al. 2000), ist bei HIV-1 und anderen PTAP L-Domänen besitzenden Retroviren noch nicht gänzlich geklärt, welche Rolle die Ubiquitinierung von Gag spielt. Im Gegensatz zur PPPY L-Domäne rekrutiert die PTAP L-Domäne lediglich Tsg101, welches keinerlei Ubiquitinierungsaktivität besitzt. Zusätzlich wurde gezeigt, dass die Funktion der PTAP L-Domäne mit der Ubiquitinierung von Gag-Molekülen korreliert (Gottwein, et al. 2006, Gottwein und Krausslich 2005, Martin-Serrano, et al. 2004).

Weiterhin konnte in unserem Labor nachgewiesen werden, dass die Menge freien Ubiquitins bis zu acht Stunden stabil bleibt, während die Monoubiquitinierung der Kern-Histone nach ein- bis zweistündiger Hemmung der Proteasom-Aktivität abnahm (Ott, et al. 2003). Nimmt man an, dass HIV-1 Gag zumindest monoubiquitiniert wird, um von der ESCRT-Maschinerie erkannt zu werden, sollte der Effekt der Hemmung der proteasomalen Aktivität auf die virale Freisetzung frühestens nach einer Stunde ersichtlich werden. Im Gegensatz dazu zeigen bisher unveröffentlichte Daten unseres Labors, dass bereits kurze Zeit nach erfolgter Proteasom-Hemmung die virale Freisetzung von HIV-1 beeinflusst wird und mit einer parallelen Akkumulation von polyubiquitinierten Gag-Proteinen einhergeht.

Dies eröffnet die Möglichkeit einer alternativen Theorie, wie die Hemmung der proteasomalen Aktivität die virale Freisetzung beeinflussen kann. Diese Theorie basiert auf der Akkumulation von Gag-Proteinen als sogenannte Gag-DRiPs (*defective ribosomal products*) als Reaktion auf die Proteasom-Hemmung (Schubert, et al. 2000, Schubert, et al. 2000). Diese Proteine stellen polyubiquitinierte Proteine dar, die in unbehandelten Zellen durch den UPS-vermittelten Abbau sehr schnell aus dem Zytosol entfernt werden. Durch die

Hemmung des Proteasoms akkumulieren diese Gag-DRiPs binnen Minuten. Da die Assemblierung von Virionen einen hoch kooperativen Prozess darstellt, lag es nahe, dass diese Gag-DRiPs, ähnlich zur Wirkung von Prionen, mit nativen Gag-Proteinen wechselwirken und somit in die Virusassemblierung eingreifen. Diese Theorie wird weiterhin von Ergebnissen unterstützt, die zeigen, dass bereits geringe Mengen von Gag-Prozessierungsintermediaten die HIV-1 Reifung in einer *trans*-dominanten Art und Weise stört (Muller, *et al.* 2009). Durch die Zellkultivierung in einem faltungsoptimierten Milieu, welches durch die Verwendung des chemischen Chaperons Glycerol geschaffen wurde, war es möglich, die virale Freisetzung *per se* (Abb. 4-2) als auch im Kontext einer *vpu*-Deletion (Abb. 4-6) deutlich zu erhöhen. Des Weiteren konnte die Menge der nach der Hemmung der proteasomalen Aktivität auftretenden Gag-DRiPs durch das chemische Chaperon Glycerol stark reduziert werden (Abb. 4-4). Zusätzlich konnte die durch die Hemmung der Proteasom-Aktivität verringerte virale Freisetzung sowie die verminderte Gag-Prozessierung durch Glycerol teilweise aufgehoben werden (Abb. 4-3). Dieses Modell indiziert, dass die Verwendung eines Milieus, welches die Proteinfaltung positiv beeinflusst, die virale Freisetzung erhöht und, zumindest teilweise, den negativen Einfluss der Proteasom-Inhibitoren auf die Virusfreisetzung abschwächt.

Dem steht jedoch die beschriebene Insensitivität des MMTV [*mouse mammary tumor virus*, (Ott, *et al.* 2003)] und des EIAV (Ott, *et al.* 2002, Shehu-Xhilaga, *et al.* 2004) gegenüber der Hemmung der proteasomalen Aktivität entgegen. Falls die Akkumulation von Gag-DRiPs die Hauptursache der inhibitorischen Effekte durch Proteasom-Inhibitoren darstellen sollte, müsste diese von der Virusspezies unabhängig sein und auf Faktoren wie zum Beispiel den L-Domänen basieren. Während die L-Domäne des MMTV noch nicht identifiziert ist, nutzt EIAV ein YPDL-Motiv, welches über ALIX mit ESCRT-Faktoren interagiert und somit die Virusfreisetzung bedingt. In vorangegangenen Studien konnte gezeigt werden, dass Mutanten der HIV-1 L-Domänen gegenüber proteasomaler Hemmung insensitiv sind (Schubert, *et al.* 2000). Da die virale Freisetzung bei derselben PTAP L-Domänenmutante durch ein Glycerolbedingtes faltungsoptimiertes Milieu nicht verbessert werden konnte, kann die Proteinfaltung in diesem Fall nicht den zugrunde liegenden Faktor darstellen. Interessanterweise besitzt HIV-1 neben dieser PTAP L-Domäne zusätzlich noch eine, im C-Terminus von p6 befindliche, YPX_nL-Domäne, welche mit ALIX interagieren kann. Diese zu EIAV ähnliche Interaktion mit ALIX könnte für die verbleibende Virusfreisetzung der PTAP L-Domänenmutante von HIV-1 verantwortlich sein (Sette, *et al.* 2010).

Diese Fakten sprechen dafür, dass Viren, deren Gag-Proteine über die YPX$_n$L L-Domäne segregiert werden, unbeeinflusst von der Akkumulation von Gag-DRiPs sind.

Zusammenfassend kann man sagen, dass das Dogma der über die Ubiquitin-Depletion bedingten negativen Einflüsse der Proteasom-Inhibitoren auf die Virusfreisetzung zumindest um den Aspekt der Gag-DRiPs erweitert werden muss. Diese binnen weniger Minuten nach der Proteasom-Hemmung auftretenden Gag-DRiPs sind für die schnelle Hemmung der Virusfreisetzung verantwortlich, während die Menge freien Ubiquitins nachweislich noch nicht beeinflusst wird. Erst die längerfristige Hemmung des UPS, verbunden mit der Verhinderung des Ubiquitin-Recyclings in der Zelle, induziert den Mangel an freiem Ubiquitin, welcher in Freisetzungs- und Reifungsdefekten der Viren resultiert. Dieser Effekt scheint von der L-Domäne des Virus abhängig zu sein, da Viren, die die Gag-Proteine über die YPX$_n$L L-Domäne segregieren weder durch die Akkumulation von Gag-DRiPs noch durch die Depletion freien Ubiquitins beeinflussbar scheinen.

5.2. Molekulare Chaperone

Der Stand der heutigen Forschung ist, dass die meisten Proteine zur Faltung *in vivo* der Hilfe von molekularen Chaperonen bedürfen (Netzer und Hartl 1998). Hierbei nimmt das molekulare Chaperon Hsp90 als Stabilisator verschiedenster, auch viraler Proteine und somit ganzer Signalwege [Überblick bei (Picard 2010)], eine sehr zentrale Rolle ein (Basha, *et al.* 2005, Burch und Weller 2005, Hu, *et al.* 1997, Hung, *et al.* 2002, Janin 2005, Kamal, *et al.* 2004, Kampmueller und Miller 2005, Li, *et al.* 2004, Okamoto, *et al.* 2006, Picard 2010, Zhang und Burrows 2004). Dies wird durch die konstitutive Expression von Hsp90 (1 – 2 % des Gesamtproteins der Zelle) als auch durch dessen Steigerung unter Stressbedingungen unterstrichen (Goetz, *et al.* 2003). Eine derartig erhöhte Hsp90-Expression konnte ebenfalls in entarteten Zellen detektiert werden (Georgakis, *et al.* 2006). Da die Faltung der zellulären Proteine uninfizierter Zellen auf verschiedene Chaperone verteilt ist (Frydman 2001, Young, *et al.* 2004), zeigt die Hemmung eines einzelnen Chaperonsystems, wie die des Hsp90-Systems, keine Beeinträchtigung der Zellvitalität unter normalen Wachstumskonditionen (Borkovich, *et al.* 1989). Durch diese Eigenschaft und die zentrale Stellung fokussierte Hsp90 zur übergeordneten Zielstruktur für Therapiestrategien gegen diverse Tumorerkrankungen (Whitesell und Lindquist 2005).

Die streng koordinierte Abfolge des Hsp90-Kreislaufes (Pearl, *et al.* 2008) kann durch Geldanamycin bzw. dessen nebenwirkungsärmeres Derivat 17-AAG gestört werden, was zum Abbau des *client*-Proteins über das UPS führt (Neckers und Neckers 2005, Powers und Workman 2007, Workman, *et al.* 2007). Die Erkenntnis, dass Krebszellen sensitiver als normale Zellen gegenüber einer 17-AAG vermittelten Hemmung von Hsp90 sind (Kamal, *et al.* 2003), führte zur Testung dieser Substanzen in diversen klinischen Studien (Banerji, *et al.* 2005, Heath, *et al.* 2008, Kefford, *et al.* 2007, Pacey, *et al.*, Solit, *et al.* 2008, Weigel, *et al.* 2007).

Neben diesen auf Tumorentitäten fokussierten Studien zeigte sich auch die zentrale Rolle von Hsp90 in Virus-infizierten Zellen. So konnte gezeigt werden, dass in HTLV-1 (*human T-cell lymphotropic virus type I*) infizierten T-Zellen und PBMCs die Menge des exprimierten Hsp90 stark erhöht war (Kawakami, *et al.* 2007), und dass in EBV-infizierten (*Epstein-Barr virus*) NKTL-Zelllinien durch die Hemmung von Hsp90 selektiv die Apoptose induziert wurde (Jeon, *et al.* 2007). Nähere Untersuchungen zeigten, dass das zelluläre Hsp90 für Influenza-Viren (Momose, *et al.* 2002), für negativ (Connor, *et al.* 2007) sowie für positiv orientierte RNA-Viren (Kampmueller und Miller 2005) vor allem für die Stabilität der viralen

Polymerase essenziell ist. Eine Untersuchung der Abhängigkeit der HIV-1 Replikation gegenüber Hsp90 wurde bisher noch nicht durchgeführt.

Eine grundlegende Voraussetzung für die Untersuchung des Einflusses der über 17-AAG vermittelten Hsp90-Hemmung auf die Replikation von HIV-1 stellt die Testung der Toxizität von 17-AAG in den verwendeten Zelltypen dar. Es zeigte sich, dass 17-AAG weder in den immortalisierten Zelllinien noch in den isolierten Primärzellen Apoptose induzierte (Abb. 4-11). Im HLAC-System zeigte sich eine dosisabhängige Verringerung der Replikationskapazität von HIV-1 nach der Behandlung mit 17-AAG. Dieser Effekt konnte nicht nur durch den Einfluss des Hsp90-Hemmers 17-AAG sondern auch durch den Proteasom-Hemmer PS-341 / Velcade® detektiert werden. Hierbei lagen die jeweiligen mittleren inhibitorischen Konzentrationen mit 12 nM (17-AAG) bzw. 5 nM (PS-341) im niedrigen nanomolaren Bereich (Abb. 4-8). Diese Dosisabhängigkeit konnte ebenfalls bei der Verwendung peripherer mononukleärer Zellen des Blutes detektiert werden (Abb. 4-9). Ähnliche Effekte konnten zwar auch auf die Replikation von Ebola-Viren nachgewiesen werden, wobei die mittlere effektive Konzentration jedoch im mikromolaren Bereich lag (Smith, et al. 2010).

Der zugrunde liegende Mechanismus der über die Hsp90-Hemmung vermittelten Einflüsse auf die virale Replikation ist bisher noch nicht geklärt. Nach neueren Erkenntnissen werden diverse Punkte diskutiert, die aber von Virus zu Virus divergieren können. So wurde im Kontext einer Ebola-Infektion (Smith, et al. 2010), wie bei verschiedenen anderen negativ orientierten RNA-Viren (Connor, et al. 2007), die Möglichkeit eines Hsp90-Inhibitor vermittelten Abbaus der viralen Polymerase diskutiert. Aber auch andere virale Proteine, wie zum Beispiel das NS3-Protein von HCV (*hepatitis C virus*), scheinen die Funktion dieses zentralen zellulären Chaperons zu benötigen (Ujino, et al. 2009).

Der Grund für den Einfluss der Hsp90-Hemmung auf die virale Replikation könnte im Fall von HIV-1 auf der Beeinflussung der viralen Protease liegen, was sich in einer verminderten Freisetzung von Nachkommenviren parallel zu deren verminderter Prozessierung einhergehend mit einem Reifungsdefekt zeigt (Abb. 4-7). Zur Reduktion der HI-Viruslast wird die hochaktive antiretrovirale Therapie (HAART, *highly active antiretroviral therapy*) angewandt, die auch mit dem neutraleren und damit korrekteren Begriff cART (*combined antiretroviral therapy*) bezeichnet wird. Bei dieser Behandlung werden Arzneimittel verschiedener Wirkstoffklassen kombiniert, wodurch die rasche Ausbildung von Resistenzen verringert wird.

Durch vorangegangene Arbeiten im Replikonsystem und in Leber-humanisierten Mäusen konnte gezeigt werden, dass die Hsp90-Inhibition mit einer kombinierten Inhibition der Aktivität der Proteasomen einen starken synergistischen Effekt auf die HCV-Replikation (Ujino, *et al.* 2010) gegenüber einer Monotherapie mit 17-AAG (Nakagawa, *et al.* 2007, Ujino, *et al.* 2009) aufwies.

Auch für die Studien des 17-AAG Einflusses auf die Replikation von HIV-1 kamen kombinatorische Behandlungsschemata zur Anwendung. Hierfür wurden Kombinationen des Proteasom-Inhibitors PS-341 mit dem Hsp90-Inhibitor 17-AAG im Kontext einer HIV-1 Infektion *ex vivo* durchgeführt. Während die geringen nanomolaren Konzentrationen der Einzelsubstanzen keinerlei Effekt auf die virale Replikation in primären Zellen zeigten, konnte durch deren Kombination ein klarer synergistischer Effekt nachgewiesen werden (Abb. 4-10). Die Grundlage dieses Synergismus liegt in den prinzipiell unterschiedlichen Angriffspunkten beider verwendeten Substanzen, ihren Auswirkungen und ihrer gegenseitigen Beeinflussung begründet. Sowohl die durch die Infektion induzierte Stressreaktion, auf die die Zellen mit einer erhöhten Hsp-Expression reagieren (Kawakami, *et al.* 2007), als auch die Benutzung des zellulären Hsp90-Chaperon-Systems durch virale Proteine erhöht die Sensibilität dieser Zellen gegenüber Hsp90-Inhibitoren (Connor, *et al.* 2007, Kampmueller und Miller 2005, Momose, *et al.* 2002). Die hierdurch für den proteasomalen Abbau bestimmten viralen *client*-Proteine akkumulieren auf Grund der proteasomalen Hemmung als polyubiquitinierte Proteine in der Zelle. In vorangegangenen Studien unserer Arbeitsgruppe konnte gezeigt werden, dass diese polyubiquitinierten viralen Proteine einen Einfluss auf die Assemblierung, Freisetzung sowie auf die Reifung von Nachkommenviren besitzen können (Schubert, *et al.* 2000, Schubert, *et al.* 2000).

Dies alles spricht für die Kombination des Hsp90-Inhibitors 17-AAG mit dem Proteasom-Inhibitor PS-341, um die Replikation von HIV-1 selektiv zu beeinflussen. Daten über die Verträglichkeit dieser Kombinationstherapie sind lediglich für Patienten, die am Multiplen Myelom erkrankt sind, verfügbar (Richardson, *et al.* 2010, Richardson, *et al.* 2009). Die Kombination wurde, wie auch durch die nur mild auftretenden Nebenwirkungen (Erschöpfungserscheinungen, Übelkeit, Diarrhoe) erkenntlich, sehr gut toleriert. Auch die bei einer Monotherapie mit 17-AAG charakteristischen lebertoxischen Effekte schienen in Kombination mit der Proteasom-Inhibition tolerierbar (Richardson, *et al.* 2010).

Diese Daten zeigen, dass die Hemmung der Hsp90-Funktion durch 17-AAG eine sehr attraktive Strategie zur Beeinflussung der Replikation von HIV-1 darstellt, da mehrere der viralen Proteine vom zellulären Hsp-System abhängig zu sein scheinen, das durch den selektiven Einbau von Hitzeschockproteinen in HI-Virionen belegt wird (Gurer, *et al.* 2002). Eine weiterführende Forschung an 17-AAG und die Entwicklung alternativer Hsp90-Inhibitoren mit optimiertem toxikologischen Profil, Formulierung, oralen Bioverfügbarkeit, Stabilität und Modifikationen zur Umgehung von potenziellen zellulären Resistenzmechanismen ist ein weiterer Schritt der Optimierung einer antiviralen Kombinationstherapie zur Unterstützung bzw. als Alternative zu bisherigen antiviralen Behandlungskonzepten (Erlichman 2009).

5.3. PB1-F2

PB1-F2 als Modulator der Pathogenität einer Influenza-A-Infektion

Bei retrospektiver Betrachtung der Influenza-Pandemien der letzten Jahrhunderte zeigt sich, dass die Pathogenität der Influenza-A-Viren mit der Herkunft des 2. Genomsegmentes korreliert. So war sowohl die „Asiatische Grippe" (H2N2, 1957) als auch die „Hongkong-Grippe" (H3N2, 1968) nicht nur durch die Reassortierung mit Gensegmenten aviärer Oberflächen-Glykoproteine, sondern auch durch die Einbringung des aviären PB1-Gensegmentes charakterisiert (Kawaoka, et al. 1989). Auch für den Pandemiestamm der „Spanischen Grippe" (H1N1, 1918) konnte ein aviärer Ursprung ermittelt werden, wobei auf Grund fehlender Vergleichssequenzen nicht abschließend geklärt werden konnte, ob dieser direkt von den Vögeln auf den Menschen übertragen wurde oder ob Schweine als *mixing vessels* fungierten (Reid, et al. 2004, Taubenberger, et al. 1997). Das mittels Reverser Genetik rekonstruierte Virus der „Spanischen Grippe" zeigte lediglich mit dem eigenen Polymerasegen die volle Pathogenität (Tumpey, et al. 2005, Tumpey, et al. 2005). Erst 2001 konnte das 11. Influenza-Protein PB1-F2 charakterisiert werden (Chen, et al. 2001). Der Beitrag von PB1-F2 zur Pathogenese wurde zunächst als pro-apoptotisch beschrieben (Chen, et al. 2001), später jedoch auf einen die Apoptose verstärkenden Effekt relativiert (Zamarin, et al. 2005). Durch die C-terminal kodierte mitochondriale Lokalisationssequenz (MTS, *mitochondrial targeting sequence*) und die somit bedingte Präsenz von PB1-F2 in der inneren und äußeren mitochondrialen Membran (Gibbs, et al. 2003) wurde postuliert, dass es sich bei PB1-F2 um ein Regulatorprotein der virusinduzierten intrinsischen Apoptose handele (Chen, et al. 2001, Gibbs, et al. 2003, Yamada, et al. 2004). Diesbezüglich konnte mittels *pull-down* Analysen gezeigt werden, dass PB1-F2 mit VDAC1 und ANT3, Untereinheiten des mitochondrialen PTPC (*permeability transition pore complex*), assoziiert (Zamarin, et al. 2005).

Folglich wurden mehrere mögliche Modelle entwickelt, wie PB1-F2 die intrinsische Apoptose induziert. Durch die Interaktion mit Komponenten des mitochondrialen PTPC könnte PB1-F2 zur Permeabilisierung der inneren bzw. äußeren mitochondrialen Membran führen oder sogar als zentrales Verbindungsglied zwischen den Bestandteilen des gesamten PTPC fungieren (Zamarin, et al. 2005). Eine alternative These thematisiert die Porenausbildung durch PB1-F2 in den mitochondrialen Membranen. Sie basiert auf den Erkenntnissen, dass sowohl synthetisch hergestelltes PB1-F2 in kultivierten Zellen (Chen, et al. 2001), als auch

rekombinant gewonnenes PB1-F2 in Mäuselebermitochondrien (Zamarin, et al. 2005) eine Freisetzung von Cytochrom c induziert.
Alle Modelle verbindet die Freisetzung von Cytochrom c aus den Mitochondrien, welches durch die Bindung an Apaf1 die intrinsische Apoptose initiiert (Gibbs, et al. 2003, Yamada, et al. 2004).

PB1-F2 zeigt starke Tendenzen zur Oligomerisierung und trägt über die Bildung von Membran-Poren zur Destabilisierung des mitochondrialen Potenzials bei

Um den Beitrag von PB1-F2 zur Pathogenität im Kontext einer Influenza-A-Infektion näher zu charakterisieren, wurden hochpathogene humane und aviäre Varianten von PB1-F2 hinsichtlich ihrer biochemischen Eigenschaften untersucht. Hierfür kamen durch die Methode der SPPS (*solid-phase peptide synthesis*) generierte Peptide zur Anwendung. Die Vorteile dieser Peptide liegen in ihrer hochreinen Herstellung (Henklein, et al. 2005) und der Vermeidung potenziell interferierender Verunreinigungen wie sie durch die klassische Aufreinigung rekombinant produzierter Proteine auftreten können. Des Weiteren können auch Fragmente dieser Peptide hergestellt werden, die unter anderem zur Untersuchung potenzieller Interaktionsdomänen genutzt werden können. Diese synthetisch produzierten Peptide gleichen in ihren biochemischen Eigenschaften denen der viralen Peptide. Dies zeigte sich darin, dass auch diese nach Mikroinjektion die mitochondriale Lokalisation aufwiesen (Chen, et al. 2001), und auch in der Fähigkeit, Mikroporen und eine daraus resultierende Konduktivität in physiologischen Membranen zu erzeugen (Chanturiya, et al. 2004).
Um diese, die mitochondriale Porenbildung von PB1-F2 unterstützenden Ergebnisse, näher zu untersuchen, wurden die synthetischen Peptide hinsichtlich ihrer Tendenz zur Oligomerisierung charakterisiert. Die Oligomerisierung stellt die essenzielle Eigenschaft zur Porenbildung dar und wurde durch die Methode des chemischen *cross linkings* analysiert. Um genauere Aussagen über die Di- bzw. Multimerisierungsdomänen treffen zu können, erfolgte neben der Verwendung der Volllängenpeptide auch die Untersuchung der Peptidfragmente.
Bei der Untersuchung der Volllängenpeptide zeigte sich deutlich, dass alle drei Peptide die prinzipielle Tendenz zur Oligomerisierung aufwiesen. Hierbei wurden jedoch auch Unterschiede ersichtlich. So zeigten zwar alle drei Peptide bei einem 2-molarem Überschuss des *cross linkers* DSS Oligomere, diese waren jedoch für das synthetische Volllängenpeptid der „Spanischen Grippe" (sSF2) deutlich schwächer ausgeprägt. Dass das Volllängenpeptid des Isolates PR8 (sPR8) sowie das der „Vogel-Grippe" (sBF2), sehr starke Tendenzen zur

Oligomerisierung aufweist, zeigte sich in der verstärkten Abnahme der jeweiligen Monomerbande und einer gleichzeitig verstärkten Ausbildung hochmolekularer vernetzter Peptidstrukturen mit zunehmender Konzentration des *cross linkers*. Im Falle von *s*BF2 ist dieser Effekt so stark ausgeprägt, dass die Größe der bei 20-molarem Überschuss an DSS gebildeten Oligomere einen Einlauf in das Trenngel nahezu verhinderte. Eine bedeutende Rolle im Oligomerisierungsverhalten der Peptide stellt die Ausbildung von Disulfidbrücken dar. Die hierfür nötigen Cysteine befinden sich an Position 42 der Peptide *s*PR8 und *s*SF2 bzw. wurden im Prozess der Peptidproduktion von *s*BF2 artifiziell an Position 42 (Y42C) oder an Position 47 (S47C) eingefügt. Durch die Verwendung reduzierender bzw. nicht-reduzierender Reaktionsbedingungen konnte der Einfluss dieser Cysteine auf den Prozess der Oligomerisierung untersucht werden. Alle drei Volllängenpeptide zeigten bereits ohne *cross linker* unter nicht-reduzierenden Bedingungen eine deutliche Dimerisierung.

Um dieses Oligomerisierungsverhalten näher zu charakterisieren und die hierfür verantwortlichen Domänen zu detektieren, wurden die synthetischen Fragmente der Volllängenpeptide hinsichtlich ihrer Oligomerisierungstendenz untersucht. Hierbei zeigte sich, dass lediglich der N-Terminus der *s*PR8 (AS 1 – 40) einen Beitrag zur Oligomerisierung des Volllängenpeptides besitzt. Die mittleren Fragmente von *s*PR8 (AS 30 – 70) und *s*SF2 (AS 30 – 70) wiesen bereits ohne *cross linker* die Tendenz zur Dimerisierung auf, was in der Ausbildung von Disulfidbrücken begründet lag und durch das Verschwinden dieser Dimerbanden unter reduzierenden Bedingungen bestätigt wurde. Da für die Synthese des mittleren Fragmentes von *s*BF2 (AS 30 – 70), im Gegensatz zur Volllängensynthese, kein Cystein eingebaut werden musste, zeigte dieses mittlere Fragment folglich auch keinerlei Dimerisierung unter nicht-reduzierenden Bedingungen. Bei der Untersuchung der C-terminalen Fragmente stellte sich heraus, dass *s*PR8 (AS 50 – 87) bereits bei einem 2-molarem Überschuss des *cross linkers* eine Multimerisierung über nahezu den gesamten Auftrennungsbereich zeigte. Dieser Effekt war zwar auch beim C-terminalen Fragment von *s*SF2 (AS 50 – 90) zu erkennen, aber deutlich weniger stark ausgeprägt. Im Vergleich zu diesen beiden Peptiden zeigte der C-Terminus von *s*BF2 (AS 50 – 90), selbst unter 20-molarem Überschuss an DSS, die geringste Tendenz zur Oligomerisierung. Gleichzeitig zur biochemischen Untersuchung der Peptide wurde der TANGO-Algorithmus zur Bestimmung potenzieller Oligomerisierungsdomänen verwendet. Diese computergenerierten Daten bestätigten größtenteils die biochemischen Ergebnisse der *cross link* Studien. So konnte zum Beispiel die für den N-terminalen Bereich von *s*SF2 vorhergesagte Aggregationsdomäne experimentell nicht bestätigt werden. Die für *s*PR8 ermittelte Dimerisierung konnte durch das

Programm hingegen vorhergesagt und auf den Bereich der Aminosäuren 9 – 13 eingegrenzt werden. Die mittleren Fragmente weisen jeweils die Aggregationsdomäne im Bereich der Aminosäuren 54 – 58 auf und unterscheiden sich bei der experimentellen Untersuchung hauptsächlich durch die über die Cysteine bedingte Ausbildung der Disulfidbrücken, die bei sBF2 nicht detektierbar sind. Die C-Termini betreffend weist lediglich sPR8 eine weitere Aggregationsdomäne zwischen den Aminosäuren 68 – 72 auf, die einen sehr hohen *score*, folglich eine sehr starke Tendenz zur Oligomerisierung, zeigt, was experimentell auch bestätigt werden konnte. Das Ergebnis, dass der C-terminale Teil von sSF2 (AS 50 – 90) stärker oligomerisiert als sBF2 (AS 50 – 90), konnte durch den TANGO-Algorithmus nicht bestätigt werden.

Bei Betrachtung aller Ergebnisse wird deutlich, dass die theoretisch vorhergesagten Oligomerisierungstendenzen der Fragmente und Volllängenpeptide experimentell nahezu vollständig bestätigt werden konnten. Dass sich die Stärke der Oligomerisierung der einzelnen Fragmente teilweise deutlich unterschied, spiegelte sich in dem Verhalten der Volllängenpeptide jedoch nicht wieder.

Das Oligomerisierungsverhalten von PB1-F2 wird ebenfalls durch Sequenzanalysen bestätigt, die vor allem in dessen C-terminalen Abschnitt sowohl kationische, der negativ geladenen Membranoberfläche zugewandte, als auch anionische Bereiche aufweist. Diese anionischen Regionen sind der Membranoberfläche abgewandt und können folglich mit weiteren PB1-F2 Molekülen interagieren (Bruns, *et al.* 2007). Auf diesen Ergebnissen basierten weitere Experimente unserer Arbeitsgruppe, die letztendlich zeigen konnten, dass PB1-F2 Ionenkanäle in Doppellipidschichten ausbilden kann (Henkel, *et al.* 2010). Folglich kann PB1-F2 zur Gruppe der Viroporine gezählt werden, die definitionsgemäß viruskodierte Proteine darstellen, welche den Durchtritt von Ionen und kleineren Molekülen vermitteln (Carrasco 1995, Gonzalez und Carrasco 2003). Hierbei würde PB1-F2 unter anderem mit dem Vpu-Protein der *Retroviridae*, dem M2-Protein der *Orthomyxoviridae* und dem 2B-Protein der *Picornaviridae* gruppiert (Gonzalez und Carrasco 2003). Legt man die Theorien für die Influenza-bedingten mitochondrialen Cytochrom c Freisetzungen zugrunde (Zamarin, *et al.* 2005), so kann man aus unseren Ergebnissen schließen, dass PB1-F2 nicht unbedingt der Assoziation mit anderen Proteinen (VDAC1, ANT3) bedarf, sondern durch seine Oligomerisierung zu Ionenkanälen die Konduktivität über die mitochondriale Membran bedingt.

Interessanterweise besitzt das SOI-Virus (*swine originated influenza virus*), welches die erste Influenza-Pandemie (H1N1) dieses Jahrtausends, die sogenannte „Neue Grippe" oder

„Schweinegrippe", auslöste kein funktionelles PB1-F2 (Trifonov und Rabadan 2009). Dieses SOI-Virus stellt eine Reassortante aus zwei Viruslinien der Schweine-Influenza dar, die ihrerseits Segmente aviärer und humaner Influenza-Stämme besitzen (Garten, *et al.* 2009). Das öffentliche Interesse gegenüber diesem Erreger basierte auf der Ähnlichkeit zum Influenza-Stamm der „Spanischen Grippe" (H1N1), die bis zu 50 Millionen Todesopfer verursachte (Johnson und Mueller 2002). Ein Grund für die letztendlich geringe Pathogenität der „Neuen Grippe" kann in dem nur trunkiert exprimierten PB1-F2 begründet liegen (Wang und Palese 2009). Dies unterstützen Arbeiten in denen gezeigt wurde, dass ein Virus-Stamm der „Neuen Grippe" mit einem funktionsfähigen PB1-F2 einen positiven Einfluss auf die Virulenz besitzt (Hai, *et al.* 2010). Folglich trägt das Vorhandensein von PB1-F2, bedingt durch seine intrinsische Fähigkeit zu oligomerisieren und daraus resultierend die Permeabilität der Mitochondrienmembran zu beeinflussen, positiv zur Virulenz und Pathogenität der Influenza-A-Viren bei.

6. Zusammenfassung

Diese Arbeit befasste sich mit der Fragestellung, wie durch gezielte Modifikation der Proteinfaltung die virale Replikation beeinflusst werden kann. Durch Jahrmillionen der Koevolution entwickelten Viren eine Abhängigkeit von Mechanismen der Wirtszellen. Zelluläre Proteine stellen auf Grund ihrer geringen Mutationsrate interessante Ansatzpunkte zur antiviralen Therapie dar. So wurde für die Assemblierung, Knospung und Reifung diverser Retroviren eine Abhängigkeit gegenüber einem funktionalen Ubiquitin-Proteasom-System in den Zielzellen beschrieben. Diese Effekte wurden bisher allein auf die Proteasom-Inhibitor (PI)-bedingte Depletion des freien zellulären Ubiquitins zurückgeführt.

Im ersten Schwerpunkt dieser Arbeit wurde gezeigt, dass ein auf dem chemischen Chaperon Glycerol basierendes Medium, welches Zellen optimierte Bedingungen zur Proteinfaltung bietet, die Prozesse der viralen Freisetzung positiv beeinflusst. Weiterhin war es möglich, den PI-bedingten Freisetzungsdefekt durch die Applikation des Glycerolmediums abzuschwächen. Dies liegt an der Verminderung der durch die Hemmung der Proteasom-Aktivität bedingten Akkumulation fehlgefalteter polyubiquitinierter Gag-Moleküle, den sogenannten Gag-DRiPs, welche in einer mechanistisch den Prionen ähnlichen Art und Weise die Freisetzung viraler Partikel beeinflussen. Diese in den Replikationsstudien beobachteten Effekte traten in einer derart kurzen Zeitspanne auf, dass sie in starkem Kontrast zu der erst deutlich später detektierbaren Abnahme des freien Ubiquitins stehen. Aus diesen Daten geht hervor, dass die PI-bedingte Hemmung der viralen Freisetzung nicht allein auf einer verringerten zellulären Ubiquitinmenge beruhen kann, sondern vielmehr auch durch Gag-DRiPs bedingt wird.

Ein weiterer Schwerpunkt lag in der spezifischen Hemmung des zentralen zellulären Hitzeschockproteins Hsp90 und deren Auswirkung auf die Replikation von HIV-1. Die selektive Hemmung von Faltungsprozessen führt zur Akkumulation polyubiquitinierter Proteine, welche wiederum mit der geordneten Assemblierung von Gag-Molekülen interferieren können. Sowohl in *ex vivo* kultivierten tonsillärem Gewebe als auch in PBMCs konnte eine deutlich dosisabhängige Hemmung der HIV-1 Replikation durch den Hsp90-Inhibitor 17-AAG nachgewiesen werden. Die hierbei verwendeten Substanzmengen lagen weit unter der maximal tolerierbaren Konzentration. Weiterhin zeigte die Kombination von 17-AAG mit einem PI (PS-341) im niedrigen nanomolaren Bereich synergistische Effekte auf die Hemmung der Replikation von HIV-1, was für einen günstigen therapeutischen Index *in vivo* spricht.

Diese Ergebnisse charakterisieren die selektive Hemmung von Hsp90 durch 17-AAG in Kombination mit Proteasom-Inhibitoren als vielversprechenden therapeutischen Ansatz zur Einflussnahme auf die Replikation von HIV-1.

Ein alternativer Mechanismus, wie ein korrekt gefaltetes virales Protein auf die Virusfreisetzung einwirkt, wurde in einem dritten Schwerpunkt aufgezeigt. Das elfte IAV-Protein PB1-F2 wurde auf dessen inhärente Fähigkeit zur Oligomerisierung untersucht. Durch Studien synthetischer Peptide zeigte sich, dass PB1-F2 Oligomere ausbildet, die durch chemische *cross linker* stabilisiert und nachgewiesen werden konnten. In Übereinstimmung mit *in silico* generierten Vorhersagen konnten der N- und C-terminale Bereich des Proteins als Oligomerisierungsdomänen charakterisiert werden. Unterstützt durch die Ausprägung von Disulfidbindungen über das Cystein in Position 42, befindet sich die Hauptoligomerisierungsdomäne im C-Terminus von PB1-F2. In Kombination mit dem Vorhandensein einer mitochondrialen Lokalisationssequenz wird deutlich, dass die PB1-F2 vermittelte Apoptose auf der Ausbildung von PB1-F2-Ionenkanälen beruht, was durch eine spätere Publikation unseres Labors bestätigt werden konnte. Folglich könnte PB1-F2, ähnlich wie das M2-Protein der *Orthomyxoviridae* und das Vpu-Protein der *Retroviridae* zu den Viroporinen gezählt werden und über Multimerisierung zur Ausbildung von Ionenkanälen in der mitochondrialen Membran zur Pathogenität des IAV beitragen.

7. Summary

This study dealt with the influence on viral replication by a systematic modification of protein folding. During millions of years of co-evolution viruses generated a dependency on host cells mechanism. Cellular proteins are interesting starting points for antiviral therapy due to their marginal mutation rate. Therefore a dependency of retroviral assembly, budding, and maturation to a functional ubiquitin-proteasome system of target cells was described. These effects were led back to proteasome inhibitor (PI) caused depletion of free cellular ubiquitin so far.

The first emphasis of this work was to demonstrate that a medium based on the chemical chaperone glycerol provides optimized conditions for protein folding, as well as affects the release of viral particles positively. Furthermore the PI-caused defect of virus release was attenuated by application of glycerol substituted medium. This is caused by the decrease of accumulated, misfolded, polyubiquitinated Gag-molecules followed by inhibition of proteasomal activity, so called Gag-DRiPs, which act in a prion-like manner to influence the release of viral particles. In replication studies these effects were detected in such a short period of time that they were in strong contrast to the decrease of free ubiquitin detectable broadly later. These data demonstrate that a PI-caused decrease of virus release is not only caused by a diminished quantity of cellular ubiquitin but through the influence of Gag-DRiPs.

A further emphasis was the specific inhibition of the central cellular heat shock protein Hsp90 and the consequences on HIV-1 replication. The selective inhibition of folding processes results in the accumulation of polyubiquitinated proteins which may interfere with the well-regulated assembly of Gag-molecules. As well as in *ex vivo* cultivated tonsillary tissues as in PBMCs a clear concentration dependency of inhibition of HIV-1 replication was detectable by Hsp90 inhibitor 17-AAG. The applied amounts of the inhibitor were far below maximum tolerated concentration. In addition a combination of 17-AAG with a PI (PS-341) in low nanomolar concentrations demonstrated synergistic effects on inhibition of HIV-1 replication which indicates a beneficial therapeutic index *in vivo*.

These results characterize the selective inhibition of Hsp90 by 17-AAG in combination with proteasome inhibitors as a promising therapeutic approach to influence HIV-1 replication.

A third emphasis based on an alternative mechanism which pointed out how a correct folded viral protein is able to influence virus release. The 11th IAV-protein PB1-F2 was characterized concerning its inherent capability to oligomerize. By using synthetic proteins it was shown that PB1-F2 forms detectable oligomers which can be stabilized via a chemical cross linker.

In accordance to *in silico* generated predictions the N- and C-terminus of PB1-F2 were characterized as domains of oligomerization. The main oligomerization domain of PB1-F2 is located in its C-terminus supported by the occurrence of disulfide bonds via the cysteine in position 42. This in combination with the existence of a mitochondrial localization sequence corroborates that the PB1-F2 mediated apoptosis is based on the formation of PB1-F2 ion channels. This fact was published by our laboratory recently. Accordingly to this PB1-F2 may be dedicated to the viroporins, as well as the M2-protein of *orthomyxoviridae* and the vpu-protein of *retroviridae*, and support pathogenicity of IAV by its multimerization and formation of ion channels into the mitochondrial membrane.

8. Abkürzungsverzeichnis

17-AAG	17-Allylamino-17-demethoxygeldanamycin
°C	Grad Celsius
AIDS	engl.: *acquired immunodeficiency syndrome*
ALIX	engl.: *ALG2-interacting protein X*
ALL	akute lymphoblastische Leukämie
APS	Ammoniumperoxodisulfat
AS	Aminosäure
ATP	Adenosintriphosphat
ß-ME	ß-Mercaptoethanol
BF2	engl.: *bird flu*
BS3	*bis(sulfosuccinimidyl) suberate*
CA	Kapsid
$CaCl_2$	Calciumchlorid
cART	engl.: *combined antiretroviral therapy*
CD4	engl.: *cluster of differentiation 4*
CHAPS	3-[(3-Cholamidopropyl)dimethylammonio]-1-propansulfonat
Ci/mmol	Curie je Millimol
CML	chronische myeloische Leukämie
CRFs	engl.: *circulating recombinant forms*
D_2O	Deuteriumoxid
DEAE	Diethylaminoethylcellulose
DMEM	engl.: *Dulbecco´s modified Eagle medium*
DMSO	Dimethylsulfoxid
DNA	engl.: *desoxyribonucleic acid*
dNTPs	Desoxyribonukleosidtriphosphate
DOC	Desoxycholsäure
DRiPs	engl.: *defective ribosomal products*
DSS	engl.: *disuccinimidyl suberate*
DTT	Dithiothreitol
dTTP	Desoxythymidintriphosphat

E. coli	*Escherichia coli*
EBV	Epstein-Barr-Virus
ECL	engl.: *enhanced chemiluminescence*
EDTA	engl.: *ethylenediaminetetraacetic acid*
EIAV	engl.: *equine infectious anemia virus*
ELISA	engl.: *enzyme linked immunoabsorbent assay*
env	engl.: *envelope*
ER	Endoplasmatisches Retikulum
ESCRT	engl.: *endosomal sorting complex required for transport*
et al.	lat.: *et alia*
FACS	engl.: *fluorescence activated cell sorting*
FDA	engl.: *food and drug administration*
FKS	Fetales oder Fötales Kälberserum
g	Erdschwerebeschleunigung
gag	engl.: *group specific antigen*
GdnHCl	Guanidinhydrochlorid
gp	Glykoprotein
GM	Geldanamycin
h	Stunde
H1N1	IAV-Subtypkombination HA1 und NA1
H_2O_2	Wasserstoffperoxid
HA	Hämagglutinin
HAART	engl.: *highly active antiretroviral therapy*
HCl	Salzsäure
HCV	Hepatitis C Virus
HECT	engl.: *homologous to E6AP COOH terminus*
HEK	engl.: *human embryonic kidney*
HeLa	Henrietta Lacks
HEPES	2-(4-(2-Hydroxyethyl)-1-piperazinyl)-ethansulfonsäure
HIV	Humanes Immundefizienz-Virus
HLAC	engl.: *human lymphoid aggregate culture*
HPAI	engl.: *highly pathogenic avian influenza*
HPV 18	engl.: *human papilloma virus 18*

HRP	engl.: *horse-radish peroxidase*
Hsc70	engl.: *heat shock protein cognate 70*
HSF-1	engl.: *heat shock transcription factor 1*
Hsp90	Hitzeschockprotein 90
HTLV-1	engl.: *human T-cell lymphotropic virus type I*
IC_{50}	mittlere inhibitorische Konzentration
IgG	Immunglobulin G
IL-2	Interleukin-2
INT	Integrase
IP	Immunpräzipitation
KCl	Kaliumchlorid
kDa	Kilodalton
KH_2PO_4	Kaliumdihydrogenphosphat
LB	engl.: *lysogeny broth*
LC	Lactacystin
LTR	engl.: *long terminal repeat*
µg	Mikrogramm
µl	Mikroliter
µM	Mikromolar
MA	Matrixprotein
MEM	engl.: *minimal essential medium*
MeOH	Methanol
MG132	N-(benzyloxycarbonyl)leucinylleucinylleucinal
$MgCl_2$	Magnesiumchlorid
MHC-I	engl.: *major histocompatibility complex-I*
min	Minuten
mM	Millimolar
MMTV	engl.: *mouse mammary tumor virus*
mRNA	engl.: *messenger RNA*
MTS	engl.: *mitochondrial targeting sequence*
MVB	engl.: *multivesicular body*
Na_2HPO_4	Dinatriumhydrogenphosphat

Na₃Citrate	Natriumcitrat
NA	Neuraminidase
NaAc	Natriumacetat
NaCl	Natriumchlorid
NaOH	Natriumhydroxid
NC	Nukleokapsid
NCL	engl.: *native chemical ligation*
NEM	*N*-Ethylmaleinimid
ng	Nanogramm
NIH	engl.: *National Institute of Health*
NKTL	engl.: *NK/T-cell lymphoma*
nm	Nanometer
NP	Nukleoprotein
PB1	engl.: *polymerase basic protein 1*
PB1-F2	engl.: *polymerase basic protein 1 – frame 2*
PBMCs	engl.: *peripheral blood mononuclear cells*
PBS	engl.: *phosphate buffered saline*
PBSo	engl.: *phosphate buffered saline without Mg^{2+} and Ca^{2+}*
PCR	engl.: *polymerase chain reaction*
pH-Wert	lat.: *potentia hydrogenii*
PHA	Phytohaemagglutinin
PI	Proteasom-Inhibitor
PIC	engl.: *pre-integration complex*
PMSF	Phenylmethylsulfonylfluorid
pol	Polymerase
PR	Protease
PS-341	Bortezomib / Velcade®
PTPC	engl.: *permeability transition pore complex*
PVDF	Polyvinylidenfluorid
RING	engl.: *really interesting new gene*
RNA	engl.: *ribonucleic acid*
rpm	engl.: *revolutions per minute*
RPMI	engl.: *Roswell Park Memorial Institute*

RSV	Rous-Sarkom-Virus
RT	Reverse Transkriptase
RT	Raumtemperatur
RT-PCR	engl.: *reverse transcription polymerase chain reaction*
s	synthetisch produziert
SDS	engl.: *sodium dodecyl sulfate*
SDS-PAGE	engl.: *sodium dodecylsulfate polyacrylamide gel electrophoresis*
sec	Sekunde
SF2	engl.: *spanish flu*
SIV	engl.: *simian immunodeficiency virus*
SOI-Virus	engl.: *swine originated influenza virus*
SPPS	engl.: *solid-phase peptide syntesis*
SSC	engl.: *saline sodium citrate*
SV40	engl.: *simian virus 40*
TAE	engl.: *Tris acetate EDTA*
TAR	engl.: *transactivation response element*
TEMED	Tetramethylethylendiamin
TMAO	Trimethylamin-N-oxid
TPR	engl.: *tetratricopeptide repeat*
Tris	Tris(hydroxymethyl)-aminomethan
Tsg101	engl.: *tumor susceptibility gene*
Ub	Ubiquitin
UNAIDS	engl.: *united nations programme on HIV/AIDS*)
UPR	engl.: *unfolded protein response*
UPS	Ubiquitin-Proteasom-System
v/v	engl.: *volume/volume*, Volumenanteil
VLPs	engl.: *virus like particles*
w/v	engl.: *weight/volume*, Gewichtsanteil
WHO	engl.: *world health organization*
Wst-1	engl.: *water-soluble tetrazolium salt*
zLLL	Carbobenzoxy-L-leucyl-L-leucyl-L-leucinal

9. Literaturverzeichnis

Adachi, A., H. E. Gendelman, S. Koenig, T. Folks, R. Willey, A. Rabson, und M. A. Martin. 1986. Production of acquired immunodeficiency syndrome-associated retrovirus in human and nonhuman cells transfected with an infectious molecular clone. J Virol 59:284-91.

An, W. G., T. W. Schulte, und L. M. Neckers. 2000. The heat shock protein 90 antagonist geldanamycin alters chaperone association with p210bcr-abl and v-src proteins before their degradation by the proteasome. Cell Growth Differ 11:355-60.

Anfinsen, C. B. 1973. Principles that govern the folding of protein chains. Science 181:223-30.

Arakawa, T., D. Ejima, Y. Kita, und K. Tsumoto. 2006. Small molecule pharmacological chaperones: From thermodynamic stabilization to pharmaceutical drugs. Biochim Biophys Acta 1764:1677-87.

Auewarakul, P., P. Wacharapornin, S. Srichatrapimuk, S. Chutipongtanate, und P. Puthavathana. 2005. Uncoating of HIV-1 requires cellular activation. Virology 337:93-101.

Ausubel, F. M., R. Brent, R. E. Kingston, D. D. Moore, J. G. Seidman, J. A. Smith, und K. Struhl. 1989. Current protocols in molecular biology. Greene Publishing Associates and Willey-Interscience.

Babst, M., D. J. Katzmann, E. J. Estepa-Sabal, T. Meerloo, und S. D. Emr. 2002. Escrt-III: an endosome-associated heterooligomeric protein complex required for mvb sorting. Dev Cell 3:271-82.

Babst, M., D. J. Katzmann, W. B. Snyder, B. Wendland, und S. D. Emr. 2002. Endosome-associated complex, ESCRT-II, recruits transport machinery for protein sorting at the multivesicular body. Dev Cell 3:283-9.

Bai, C., J. Biwersi, A. S. Verkman, und M. A. Matthay. 1998. A mouse model to test the in vivo efficacy of chemical chaperones. J Pharmacol Toxicol Methods 40:39-45.

Banerji, U. 2009. Heat shock protein 90 as a drug target: some like it hot. Clin Cancer Res 15:9-14.

Banerji, U., A. O'Donnell, M. Scurr, S. Pacey, S. Stapleton, Y. Asad, L. Simmons, A. Maloney, F. Raynaud, M. Campbell, M. Walton, S. Lakhani, S. Kaye, P. Workman, und I. Judson. 2005. Phase I pharmacokinetic and pharmacodynamic study of 17-allylamino, 17-demethoxygeldanamycin in patients with advanced malignancies. J Clin Oncol 23:4152-61.

Basha, W., R. Kitagawa, M. Uhara, H. Imazu, K. Uechi, und J. Tanaka. 2005. Geldanamycin, a potent and specific inhibitor of Hsp90, inhibits gene expression and replication of human cytomegalovirus. Antivir Chem Chemother 16:135-46.

Baskakov, I. V., R. Kumar, G. Srinivasan, Y. S. Ji, D. W. Bolen, und E. B. Thompson. 1999. Trimethylamine N-oxide-induced cooperative folding of an intrinsically unfolded transcription-activating fragment of human glucocorticoid receptor. J Biol Chem 274:10693-6.

BeBoer, C., und A. Dietz. 1976. The description and antibiotic production of Streptomyces hygroscopicus var. Geldanus. J Antibiot (Tokyo) 29:1182-8.

Berridge, M. V., A. S. Tan, K. D. McCoy, und R. Wang. 1996. The biochemical and cellular basis of cell proliferation assays that use tetrazolium salts. Biochemica 4:15-19.

Borkovich, K. A., F. W. Farrelly, D. B. Finkelstein, J. Taulien, und S. Lindquist. 1989. hsp82 is an essential protein that is required in higher concentrations for growth of cells at higher temperatures. Mol Cell Biol 9:3919-30.

Brown, J. M. 1996. Cell status--dead or alive? Nat Med 2:1055-6.

Bruns, K., N. Studtrucker, A. Sharma, T. Fossen, D. Mitzner, A. Eissmann, U. Tessmer, R. Roder, P. Henklein, V. Wray, und U. Schubert. 2007. Structural characterization and oligomerization of PB1-F2, a proapoptotic influenza A virus protein. J Biol Chem 282:353-63.

Burch, A. D., und S. K. Weller. 2005. Herpes simplex virus type 1 DNA polymerase requires the mammalian chaperone hsp90 for proper localization to the nucleus. J Virol 79:10740-9.

Burnie, J. P., T. L. Carter, S. J. Hodgetts, und R. C. Matthews. 2006. Fungal heat-shock proteins in human disease. FEMS Microbiol Rev 30:53-88.

Burrows, J. A., L. K. Willis, und D. H. Perlmutter. 2000. Chemical chaperones mediate increased secretion of mutant alpha 1-antitrypsin (alpha 1-AT) Z: A potential pharmacological strategy for prevention of liver injury and emphysema in alpha 1-AT deficiency. Proc Natl Acad Sci U S A 97:1796-801.

Carrasco, L. 1995. Modification of membrane permeability by animal viruses. Adv Virus Res 45:61-112.

Chan, D. C., D. Fass, J. M. Berger, und P. S. Kim. 1997. Core structure of gp41 from the HIV envelope glycoprotein. Cell 89:263-73.

Chang, H. C., Y. C. Tang, M. Hayer-Hartl, und F. U. Hartl. 2007. SnapShot: molecular chaperones, Part I. Cell 128:212.

Chanturiya, A. N., G. Basanez, U. Schubert, P. Henklein, J. W. Yewdell, und J. Zimmerberg. 2004. PB1-F2, an influenza A virus-encoded proapoptotic mitochondrial protein, creates variably sized pores in planar lipid membranes. J Virol 78:6304-12.

Chen, R., und E. C. Holmes. 2008. The evolutionary dynamics of human influenza B virus. J Mol Evol 66:655-63.

Chen, W., P. A. Calvo, D. Malide, J. Gibbs, U. Schubert, I. Bacik, S. Basta, R. O'Neill, J. Schickli, P. Palese, P. Henklein, J. R. Bennink, und J. W. Yewdell. 2001. A novel influenza A virus mitochondrial protein that induces cell death. Nat Med 7:1306-12.

Coffin, J., A. Haase, J. A. Levy, L. Montagnier, S. Oroszlan, N. Teich, H. Temin, K. Toyoshima, H. Varmus, P. Vogt, und et al. 1986. Human immunodeficiency viruses. Science 232:697.

Coffin, J. M., S. H. Hughes, und H. E. Varmus. 1997. Retroviruses. Cold Spring Harbor, New York.

Connor, J. H., M. O. McKenzie, G. D. Parks, und D. S. Lyles. 2007. Antiviral activity and RNA polymerase degradation following Hsp90 inhibition in a range of negative strand viruses. Virology 362:109-19.

Dawson, P. E., T. W. Muir, I. Clark-Lewis, und S. B. Kent. 1994. Synthesis of proteins by native chemical ligation. Science 266:776-9.

DeBoer, C., P. A. Meulman, R. J. Wnuk, und D. H. Peterson. 1970. Geldanamycin, a new antibiotic. J Antibiot (Tokyo) 23:442-7.

Doms, R. W., und S. C. Peiper. 1997. Unwelcomed guests with master keys: how HIV uses chemokine receptors for cellular entry. Virology 235:179-90.

Elbashir, S. M., J. Harborth, W. Lendeckel, A. Yalcin, K. Weber, und T. Tuschl. 2001. Duplexes of 21-nucleotide RNAs mediate RNA interference in cultured mammalian cells. Nature 411:494-8.

Engelhardt, O. G., und E. Fodor. 2006. Functional association between viral and cellular transcription during influenza virus infection. Rev Med Virol 16:329-45.

Erlichman, C. 2009. Tanespimycin: the opportunities and challenges of targeting heat shock protein 90. Expert Opin Investig Drugs 18:861-8.

Fernandez-Escamilla, A. M., F. Rousseau, J. Schymkowitz, und L. Serrano. 2004. Prediction of sequence-dependent and mutational effects on the aggregation of peptides and proteins. Nat Biotechnol 22:1302-6.

Ferrarini, M., S. Heltai, M. R. Zocchi, und C. Rugarli. 1992. Unusual expression and localization of heat-shock proteins in human tumor cells. Int J Cancer 51:613-9.

Fouchier, R. A., V. Munster, A. Wallensten, T. M. Bestebroer, S. Herfst, D. Smith, G. F. Rimmelzwaan, B. Olsen, und A. D. Osterhaus. 2005. Characterization of a novel influenza A virus hemagglutinin subtype (H16) obtained from black-headed gulls. J Virol 79:2814-22.

Frydman, J. 2001. Folding of newly translated proteins in vivo: the role of molecular chaperones. Annu Rev Biochem 70:603-47.

Garten, R. J., C. T. Davis, C. A. Russell, B. Shu, S. Lindstrom, A. Balish, W. M. Sessions, X. Xu, E. Skepner, V. Deyde, M. Okomo-Adhiambo, L. Gubareva, J. Barnes, C. B. Smith, S. L. Emery, M. J. Hillman, P. Rivailler, J. Smagala, M. de Graaf, D. F. Burke, R. A. Fouchier, C. Pappas, C. M. Alpuche-Aranda, H. Lopez-Gatell, H. Olivera, I. Lopez, C. A. Myers, D. Faix, P. J. Blair, C. Yu, K. M. Keene, P. D. Dotson, Jr., D. Boxrud, A. R. Sambol, S. H. Abid, K. St George, T. Bannerman, A. L. Moore, D. J. Stringer, P. Blevins, G. J. Demmler-Harrison, M. Ginsberg, P. Kriner, S. Waterman, S. Smole, H. F. Guevara, E. A. Belongia, P. A. Clark, S. T. Beatrice, R. Donis, J. Katz, L. Finelli, C. B. Bridges, M. Shaw, D. B. Jernigan, T. M. Uyeki, D. J. Smith, A. I. Klimov, und N. J. Cox. 2009. Antigenic and genetic characteristics of swine-origin 2009 A(H1N1) influenza viruses circulating in humans. Science 325:197-201.

Geller, R., M. Vignuzzi, R. Andino, und J. Frydman. 2007. Evolutionary constraints on chaperone-mediated folding provide an antiviral approach refractory to development of drug resistance. Genes Dev 21:195-205.

Georgakis, G. V., Y. Li, G. Z. Rassidakis, H. Martinez-Valdez, L. J. Medeiros, und A. Younes. 2006. Inhibition of heat shock protein 90 function by 17-allylamino-17-demethoxy-geldanamycin in Hodgkin's lymphoma cells down-regulates Akt kinase, dephosphorylates extracellular signal-regulated kinase, and induces cell cycle arrest and cell death. Clin Cancer Res 12:584-90.

Gibbs, J. S., D. Malide, F. Hornung, J. R. Bennink, und J. W. Yewdell. 2003. The influenza A virus PB1-F2 protein targets the inner mitochondrial membrane via a predicted basic amphipathic helix that disrupts mitochondrial function. J Virol 77:7214-24.

Goetz, M. P., D. O. Toft, M. M. Ames, und C. Erlichman. 2003. The Hsp90 chaperone complex as a novel target for cancer therapy. Ann Oncol 14:1169-76.

Gonzalez, M. E., und L. Carrasco. 2003. Viroporins. FEBS Lett 552:28-34.

Gottwein, E., S. Jager, A. Habermann, und H. G. Krausslich. 2006. Cumulative mutations of ubiquitin acceptor sites in human immunodeficiency virus type 1 gag cause a late budding defect. J Virol 80:6267-75.

Gottwein, E., und H. G. Krausslich. 2005. Analysis of human immunodeficiency virus type 1 Gag ubiquitination. J Virol 79:9134-44.

Graham, F. L., J. Smiley, W. C. Russell, und R. Nairn. 1977. Characteristics of a human cell line transformed by DNA from human adenovirus type 5. J Gen Virol 36:59-74.

Green, A. A. 1932. Studies in the Physical Chemistry of the Proteins. JBC 95:47-66.

Gress, T. M., F. Muller-Pillasch, C. Weber, M. M. Lerch, H. Friess, M. Buchler, H. G. Beger, und G. Adler. 1994. Differential expression of heat shock proteins in pancreatic carcinoma. Cancer Res 54:547-51.

Gurer, C., A. Cimarelli, und J. Luban. 2002. Specific incorporation of heat shock protein 70 family members into primate lentiviral virions. J Virol 76:4666-70.

Hai, R., M. Schmolke, Z. T. Varga, B. Manicassamy, T. T. Wang, J. A. Belser, M. B. Pearce, A. Garcia-Sastre, T. M. Tumpey, und P. Palese. 2010. PB1-F2 expression by the 2009 pandemic H1N1 influenza virus has minimal impact on virulence in animal models. J Virol 84:4442-50.

Hartl, F. U., und M. Hayer-Hartl. 2002. Molecular chaperones in the cytosol: from nascent chain to folded protein. Science 295:1852-8.

Heath, E. I., D. W. Hillman, U. Vaishampayan, S. Sheng, F. Sarkar, F. Harper, M. Gaskins, H. C. Pitot, W. Tan, S. P. Ivy, R. Pili, M. A. Carducci, C. Erlichman, und G. Liu. 2008. A phase II trial of 17-allylamino-17-demethoxygeldanamycin in patients with hormone-refractory metastatic prostate cancer. Clin Cancer Res 14:7940-6.

Henkel, M., D. Mitzner, P. Henklein, F. J. Meyer-Almes, A. Moroni, M. L. Difrancesco, L. M. Henkes, M. Kreim, S. M. Kast, U. Schubert, und G. Thiel. 2010. The proapoptotic influenza A virus protein PB1-F2 forms a nonselective ion channel. PLoS One 5:e11112.

Henklein, P., K. Bruns, M. Nimtz, V. Wray, U. Tessmer, und U. Schubert. 2005. Influenza A virus protein PB1-F2: synthesis and characterization of the biologically active full length protein and related peptides. J Pept Sci 11:481-90.

Herrler, G., und H. D. Klenk. 1991. Structure and function of the HEF glycoprotein of influenza C virus. Adv Virus Res 40:213-34.

Hershko, A., und A. Ciechanover. 1998. The ubiquitin system. Annu Rev Biochem 67:425-79.

Hickey, E., S. E. Brandon, S. Sadis, G. Smale, und L. A. Weber. 1986. Molecular cloning of sequences encoding the human heat-shock proteins and their expression during hyperthermia. Gene 43:147-54.

Hou, D., C. Cenciarelli, J. P. Jensen, H. B. Nguygen, und A. M. Weissman. 1994. Activation-dependent ubiquitination of a T cell antigen receptor subunit on multiple intracellular lysines. J Biol Chem 269:14244-7.

Hu, J., D. O. Toft, und C. Seeger. 1997. Hepadnavirus assembly and reverse transcription require a multi-component chaperone complex which is incorporated into nucleocapsids. Embo J 16:59-68.

Huang, M., J. M. Orenstein, M. A. Martin, und E. O. Freed. 1995. p6Gag is required for particle production from full-length human immunodeficiency virus type 1 molecular clones expressing protease. J Virol 69:6810-8.

Hung, J. J., C. S. Chung, und W. Chang. 2002. Molecular chaperone Hsp90 is important for vaccinia virus growth in cells. J Virol 76:1379-90.

Jackson, R. J. 2005. Alternative mechanisms of initiating translation of mammalian mRNAs. Biochem Soc Trans 33:1231-41.

Jager, S., E. Gottwein, und H. G. Krausslich. 2007. Ubiquitination of human immunodeficiency virus type 1 Gag is highly dependent on Gag membrane association. J Virol 81:9193-201.

Janin, Y. L. 2005. Heat shock protein 90 inhibitors. A text book example of medicinal chemistry? J Med Chem 48:7503-12.

Jeon, Y. K., C. H. Park, K. Y. Kim, Y. C. Li, J. Kim, Y. A. Kim, J. H. Paik, B. K. Park, C. W. Kim, und Y. N. Kim. 2007. The heat-shock protein 90 inhibitor, geldanamycin, induces apoptotic cell death in Epstein-Barr virus-positive NK/T-cell lymphoma by Akt down-regulation. J Pathol 213:170-9.

Jesenberger, V., und S. Jentsch. 2002. Deadly encounter: ubiquitin meets apoptosis. Nat Rev Mol Cell Biol 3:112-21.

Johnson, N. P., und J. Mueller. 2002. Updating the accounts: global mortality of the 1918-1920 "Spanish" influenza pandemic. Bull Hist Med 76:105-15.

Kamal, A., M. F. Boehm, und F. J. Burrows. 2004. Therapeutic and diagnostic implications of Hsp90 activation. Trends Mol Med 10:283-90.

Kamal, A., L. Thao, J. Sensintaffar, L. Zhang, M. F. Boehm, L. C. Fritz, und F. J. Burrows. 2003. A high-affinity conformation of Hsp90 confers tumour selectivity on Hsp90 inhibitors. Nature 425:407-10.

Kampmueller, K. M., und D. J. Miller. 2005. The cellular chaperone heat shock protein 90 facilitates Flock House virus RNA replication in Drosophila cells. J Virol 79:6827-37.

Katzmann, D. J., M. Babst, und S. D. Emr. 2001. Ubiquitin-dependent sorting into the multivesicular body pathway requires the function of a conserved endosomal protein sorting complex, ESCRT-I. Cell 106:145-55.

Kawakami, H., M. Tomita, T. Okudaira, C. Ishikawa, T. Matsuda, Y. Tanaka, T. Nakazato, N. Taira, K. Ohshiro, und N. Mori. 2007. Inhibition of heat shock protein-90 modulates multiple functions required for survival of human T-cell leukemia virus type I-infected T-cell lines and adult T-cell leukemia cells. Int J Cancer 120:1811-20.

Kawaoka, Y., S. Krauss, und R. G. Webster. 1989. Avian-to-human transmission of the PB1 gene of influenza A viruses in the 1957 and 1968 pandemics. J Virol 63:4603-8.

Kefford, R., J. M. Beith, G. A. Van Hazel, M. Millward, J. M. Trotter, D. K. Wyld, R. Kusic, R. Shreeniwas, A. Morganti, A. Ballmer, E. Segal, O. Nayler, und M. Clozel. 2007. A phase II study of bosentan, a dual endothelin receptor antagonist, as monotherapy in patients with stage IV metastatic melanoma. Invest New Drugs 25:247-52.

Kibenge, F. S., K. Munir, M. J. Kibenge, T. Joseph, und E. Moneke. 2004. Infectious salmon anemia virus: causative agent, pathogenesis and immunity. Anim Health Res Rev 5:65-78.

Kikonyogo, A., F. Bouamr, M. L. Vana, Y. Xiang, A. Aiyar, C. Carter, und J. Leis. 2001. Proteins related to the Nedd4 family of ubiquitin protein ligases interact with the L domain of Rous sarcoma virus and are required for gag budding from cells. Proc Natl Acad Sci U S A 98:11199-204.

Kim, B. E., K. Smith, C. K. Meagher, und M. J. Petris. 2002. A conditional mutation affecting localization of the Menkes disease copper ATPase. Suppression by copper supplementation. J Biol Chem 277:44079-84.

Klimkait, T., K. Strebel, M. D. Hoggan, M. A. Martin, und J. M. Orenstein. 1990. The human immunodeficiency virus type 1-specific protein vpu is required for efficient virus maturation and release. J Virol 64:621-9.

Klinger, P. P., und U. Schubert. 2005. The ubiquitin-proteasome system in HIV replication: potential targets for antiretroviral therapy. Expert Rev Anti Infect Ther 3:61-79.

Kloetzel, P. M. 2001. Antigen processing by the proteasome. Nat Rev Mol Cell Biol 2:179-87.

Koegl, M., T. Hoppe, S. Schlenker, H. D. Ulrich, T. U. Mayer, und S. Jentsch. 1999. A novel ubiquitination factor, E4, is involved in multiubiquitin chain assembly. Cell 96:635-44.

Kohl, N. E., E. A. Emini, W. A. Schleif, L. J. Davis, J. C. Heimbach, R. A. Dixon, E. M. Scolnick, und I. S. Sigal. 1988. Active human immunodeficiency virus protease is required for viral infectivity. Proc Natl Acad Sci U S A 85:4686-90.

Kopito, R. R. 2000. Aggresomes, inclusion bodies and protein aggregation. Trends Cell Biol 10:524-30.

Kozak, M. 1991. A short leader sequence impairs the fidelity of initiation by eukaryotic ribosomes. Gene Expr 1:111-5.

Laemmli, U. K. 1970. Cleavage of structural proteins during the assembly of the head of bacteriophage T4. Nature 227:680-5.

Lamb, R. A., und P. W. Choppin. 1981. Identification of a second protein (M2) encoded by RNA segment 7 of influenza virus. Virology 112:729-37.

Lamb, R. A., und P. W. Choppin. 1979. Segment 8 of the influenza virus genome is unique in coding for two polypeptides. Proc Natl Acad Sci U S A 76:4908-12.

Leahy, M. B., J. T. Dessens, F. Weber, G. Kochs, und P. A. Nuttall. 1997. The fourth genus in the Orthomyxoviridae: sequence analyses of two Thogoto virus polymerase proteins and comparison with influenza viruses. Virus Res 50:215-24.

Li, L. H., T. D. Clark, C. H. Cowie, und K. L. Rinehart, Jr. 1977. Effects of geldanamycin and its derivatives on RNA-directed DNA polymerase and infectivity of Rauscher leukemia virus. Cancer Treat Rep 61:815-24.

Li, M. L., P. Rao, und R. M. Krug. 2001. The active sites of the influenza cap-dependent endonuclease are on different polymerase subunits. Embo J 20:2078-86.

Li, Y. H., P. Z. Tao, Y. Z. Liu, und J. D. Jiang. 2004. Geldanamycin, a ligand of heat shock protein 90, inhibits the replication of herpes simplex virus type 1 in vitro. Antimicrob Agents Chemother 48:867-72.

Lindstrom, S. E., Y. Hiromoto, R. Nerome, K. Omoe, S. Sugita, Y. Yamazaki, T. Takahashi, und K. Nerome. 1998. Phylogenetic analysis of the entire genome of influenza A (H3N2) viruses from Japan: evidence for genetic reassortment of the six internal genes. J Virol 72:8021-31.

Macario, A. J., und E. Conway de Macario. 2005. Sick chaperones, cellular stress, and disease. N Engl J Med 353:1489-501.

Martin-Serrano, J. 2007. The role of ubiquitin in retroviral egress. Traffic 8:1297-303.

Martin-Serrano, J., S. W. Eastman, W. Chung, und P. D. Bieniasz. 2005. HECT ubiquitin ligases link viral and cellular PPXY motifs to the vacuolar protein-sorting pathway. J Cell Biol 168:89-101.

Martin-Serrano, J., D. Perez-Caballero, und P. D. Bieniasz. 2004. Context-dependent effects of L domains and ubiquitination on viral budding. J Virol 78:5554-63.

Matthews, R., und J. Burnie. 1992. The role of hsp90 in fungal infection. Immunol Today 13:345-8.

Mereckiene, J., S. Cotter, J. T. Weber, A. Nicoll, D. Levy-Bruhl, A. Ferro, G. Tridente, G. Zanoni, P. Berra, S. Salmaso, und D. O'Flanagan. 2008. Low coverage of seasonal influenza vaccination in the elderly in many European countries. Euro Surveill 13.

Merrifield, R. B. 1964. Solid-Phase Peptide Synthesis. 3. An Improved Synthesis of Bradykinin. Biochemistry 3:1385-90.

Miller, P., R. C. Schnur, E. Barbacci, M. P. Moyer, und J. D. Moyer. 1994. Binding of benzoquinoid ansamycins to p100 correlates with their ability to deplete the erbB2 gene product p185. Biochem Biophys Res Commun 201:1313-9.

Mimnaugh, E. G., C. Chavany, und L. Neckers. 1996. Polyubiquitination and proteasomal degradation of the p185c-erbB-2 receptor protein-tyrosine kinase induced by geldanamycin. J Biol Chem 271:22796-801.

Momose, F., T. Naito, K. Yano, S. Sugimoto, Y. Morikawa, und K. Nagata. 2002. Identification of Hsp90 as a stimulatory host factor involved in influenza virus RNA synthesis. J Biol Chem 277:45306-14.

Moore, J. P., J. A. McKeating, R. A. Weiss, und Q. J. Sattentau. 1990. Dissociation of gp120 from HIV-1 virions induced by soluble CD4. Science 250:1139-42.

Moore, J. P., A. Trkola, und T. Dragic. 1997. Co-receptors for HIV-1 entry. Curr Opin Immunol 9:551-62.

Morimoto, R. I. 1998. Regulation of the heat shock transcriptional response: cross talk between a family of heat shock factors, molecular chaperones, and negative regulators. Genes Dev 12:3788-96.

Morimoto, R. I., M. P. Kline, D. N. Bimston, und J. J. Cotto. 1997. The heat-shock response: regulation and function of heat-shock proteins and molecular chaperones. Essays Biochem 32:17-29.

Morse, M. A., A. C. Marriott, und P. A. Nuttall. 1992. The glycoprotein of Thogoto virus (a tick-borne orthomyxo-like virus) is related to the baculovirus glycoprotein GP64. Virology 186:640-6.

Muller, B., M. Anders, H. Akiyama, S. Welsch, B. Glass, K. Nikovics, F. Clavel, H. M. Tervo, O. T. Keppler, und H. G. Krausslich. 2009. HIV-1 Gag processing intermediates trans-dominantly interfere with HIV-1 infectivity. J Biol Chem 284:29692-703.

Naito, T., F. Momose, A. Kawaguchi, und K. Nagata. 2007. Involvement of Hsp90 in assembly and nuclear import of influenza virus RNA polymerase subunits. J Virol 81:1339-49.

Nakagawa, S., T. Umehara, C. Matsuda, S. Kuge, M. Sudoh, und M. Kohara. 2007. Hsp90 inhibitors suppress HCV replication in replicon cells and humanized liver mice. Biochem Biophys Res Commun 353:882-8.

Nakajima, K., U. Desselberger, und P. Palese. 1978. Recent human influenza A (H1N1) viruses are closely related genetically to strains isolated in 1950. Nature 274:334-9.

Neckers, L., und K. Neckers. 2005. Heat-shock protein 90 inhibitors as novel cancer chemotherapeutics - an update. Expert Opin Emerg Drugs 10:137-49.

Netzer, W. J., und F. U. Hartl. 1998. Protein folding in the cytosol: chaperonin-dependent and -independent mechanisms. Trends Biochem Sci 23:68-73.

Neurath, H., J. P. Greenstein, F. W. Putnam, und J. O. Erickson. 1944. The chemistry of protein denaturation. Chem. Rev. 34:157-265.

Okamoto, T., Y. Nishimura, T. Ichimura, K. Suzuki, T. Miyamura, T. Suzuki, K. Moriishi, und Y. Matsuura. 2006. Hepatitis C virus RNA replication is regulated by FKBP8 and Hsp90. Embo J 25:5015-25.

Ott, D. E., L. V. Coren, E. N. Chertova, T. D. Gagliardi, und U. Schubert. 2000. Ubiquitination of HIV-1 and MuLV Gag. Virology 278:111-21.

Ott, D. E., L. V. Coren, T. D. Copeland, B. P. Kane, D. G. Johnson, R. C. Sowder, 2nd, Y. Yoshinaka, S. Oroszlan, L. O. Arthur, und L. E. Henderson. 1998. Ubiquitin is covalently attached to the p6Gag proteins of human immunodeficiency virus type 1 and simian immunodeficiency virus and to the p12Gag protein of Moloney murine leukemia virus. J Virol 72:2962-8.

Ott, D. E., L. V. Coren, R. C. Sowder, 2nd, J. Adams, K. Nagashima, und U. Schubert. 2002. Equine infectious anemia virus and the ubiquitin-proteasome system. J Virol 76:3038-44.

Ott, D. E., L. V. Coren, R. C. Sowder, 2nd, J. Adams, und U. Schubert. 2003. Retroviruses have differing requirements for proteasome function in the budding process. J Virol 77:3384-93.

Pacey, S., M. Gore, D. Chao, U. Banerji, J. Larkin, S. Sarker, K. Owen, Y. Asad, F. Raynaud, M. Walton, I. Judson, P. Workman, und T. Eisen. 2010. A Phase II trial of 17-allylamino, 17-demethoxygeldanamycin (17-AAG, tanespimycin) in patients with metastatic melanoma. Invest New Drugs.

Papkalla, A., J. Munch, C. Otto, und F. Kirchhoff. 2002. Nef enhances human immunodeficiency virus type 1 infectivity and replication independently of viral coreceptor tropism J Virol 76:8455-9.

Patnaik, A., V. Chau, F. Li, R. C. Montelaro, und J. W. Wills. 2002. Budding of equine infectious anemia virus is insensitive to proteasome inhibitors. J Virol 76:2641-7.

Patnaik, A., V. Chau, und J. W. Wills. 2000. Ubiquitin is part of the retrovirus budding machinery. Proc Natl Acad Sci U S A 97:13069-74.

Pearl, L. H., C. Prodromou, und P. Workman. 2008. The Hsp90 molecular chaperone: an open and shut case for treatment. Biochem J 410:439-53.

Pelham, H. R. 1986. Speculations on the functions of the major heat shock and glucose-regulated proteins. Cell 46:959-61.

Picard, D. 2010. Hsp90 molecular chaperone complex. http://www.picard.ch/.

Pickart, C. M., und D. Fushman. 2004. Polyubiquitin chains: polymeric protein signals. Curr Opin Chem Biol 8:610-6.

Plantier, J. C., M. Leoz, J. E. Dickerson, F. De Oliveira, F. Cordonnier, V. Lemee, F. Damond, D. L. Robertson, und F. Simon. 2009. A new human immunodeficiency virus derived from gorillas. Nat Med 15:871-2.

Powers, M. V., und P. Workman. 2007. Inhibitors of the heat shock response: biology and pharmacology. FEBS Lett 581:3758-69.

Pratt, W. B., und D. O. Toft. 2003. Regulation of signaling protein function and trafficking by the hsp90/hsp70-based chaperone machinery. Exp Biol Med (Maywood) 228:111-33.

Price, P. J., W. A. Suk, P. C. Skeen, G. J. Spahn, und M. A. Chirigos. 1977. Geldanamycin inhibition of 3-methylcholanthrene-induced rat embryo cell transformation. Proc Soc Exp Biol Med 155:461-3.

Pringle, C. R. 1998. The universal system of virus taxonomy of the International Committee on Virus Taxonomy (ICTV), including new proposals ratified since publication of the Sixth ICTV Report in 1995. Arch Virol 143:203-10.

Reid, A. H., T. G. Fanning, T. A. Janczewski, R. M. Lourens, und J. K. Taubenberger. 2004. Novel origin of the 1918 pandemic influenza virus nucleoprotein gene. J Virol 78:12462-70.

Richardson, P. G., A. Z. Badros, S. Jagannath, S. Tarantolo, J. L. Wolf, M. Albitar, D. Berman, M. Messina, und K. C. Anderson. 2010. Tanespimycin with bortezomib: activity in relapsed/refractory patients with multiple myeloma. Br J Haematol 150:428-37.

Richardson, P. G., A. A. Chanan-Khan, M. Alsina, M. Albitar, D. Berman, M. Messina, C. S. Mitsiades, und K. C. Anderson. 2010. Tanespimycin monotherapy in relapsed multiple myeloma: results of a phase 1 dose-escalation study. Br J Haematol 150:438-45.

Richardson, P. G., W. Xie, C. Mitsiades, A. A. Chanan-Khan, S. Lonial, H. Hassoun, D. E. Avigan, A. L. Oaklander, D. J. Kuter, P. Y. Wen, S. Kesari, H. R. Briemberg, R. L. Schlossman, N. C. Munshi, L. T. Heffner, D. Doss, D. L. Esseltine, E. Weller, K. C. Anderson, und A. A. Amato. 2009. Single-agent bortezomib in previously untreated multiple myeloma: efficacy, characterization of peripheral neuropathy, and molecular correlations with response and neuropathy. J Clin Oncol 27:3518-25.

Ritossa, P. 1962. [Problems of prophylactic vaccinations of infants.]. Riv Ist Sieroter Ital 37:79-108.

Roder, R., K. Bruns, A. Sharma, A. Eissmann, F. Hahn, N. Studtrucker, T. Fossen, V. Wray, P. Henklein, und U. Schubert. 2008. Synthesis of full length PB1-F2 influenza A virus proteins from 'Spanish flu' and 'bird flu'. J Pept Sci 14:954-62.

Rudiger, S., A. Buchberger, und B. Bukau. 1997. Interaction of Hsp70 chaperones with substrates. Nat Struct Biol 4:342-9.

Salter, R. D., D. N. Howell, und P. Cresswell. 1985. Genes regulating HLA class I antigen expression in T-B lymphoblast hybrids. Immunogenetics 21:235-46.

Sambrook, J., E. F. Fritsch, und T. Maniatis. 1989. Molecular cloning: a laboratory manual. Cold Spring Harbour, New York.

Samji, T. 2009. Influenza A: understanding the viral life cycle. Yale J Biol Med 82:153-9.

Sasaki, K., K. L. Rinehart, Jr., G. Slomp, M. F. Grostic, und E. C. Olson. 1970. Geldanamycin. I. Structure assignment. J Am Chem Soc 92:7591-3.

Sato, S., C. L. Ward, M. E. Krouse, J. J. Wine, und R. R. Kopito. 1996. Glycerol reverses the misfolding phenotype of the most common cystic fibrosis mutation. J Biol Chem 271:635-8.

Sattentau, Q. J., und J. P. Moore. 1991. Conformational changes induced in the human immunodeficiency virus envelope glycoprotein by soluble CD4 binding. J Exp Med 174:407-15.

Schneider, U., und H. U. Schwenk. 1977. Characterization of "T" and "non-T" cell lines established from children with acute lymphoblastic leukemia and non-Hodgkin lymphoma after leukemic transformation. Haematol Blood Transfus 20:265-9.

Scholtissek, C., V. von Hoyningen, und R. Rott. 1978. Genetic relatedness between the new 1977 epidemic strains (H1N1) of influenza and human influenza strains isolated between 1947 and 1957 (H1N1). Virology 89:613-7.

Schubert, U., L. C. Anton, J. Gibbs, C. C. Norbury, J. W. Yewdell, und J. R. Bennink. 2000. Rapid degradation of a large fraction of newly synthesized proteins by proteasomes. Nature 404:770-4.

Schubert, U., S. Bour, R. L. Willey, und K. Strebel. 1999. Regulation of virus release by the macrophage-tropic human immunodeficiency virus type 1 AD8 isolate is redundant and can be controlled by either Vpu or Env. J Virol 73:887-96.

Schubert, U., K. A. Clouse, und K. Strebel. 1995. Augmentation of virus secretion by the human immunodeficiency virus type 1 Vpu protein is cell type independent and occurs in cultured human primary macrophages and lymphocytes. J Virol 69:7699-711.

Schubert, U., D. E. Ott, E. N. Chertova, R. Welker, U. Tessmer, M. F. Princiotta, J. R. Bennink, H. G. Krausslich, und J. W. Yewdell. 2000. Proteasome inhibition interferes with gag polyprotein processing, release, and maturation of HIV-1 and HIV-2. Proc Natl Acad Sci U S A 97:13057-62.

Schulte, T. W., W. G. An, und L. M. Neckers. 1997. Geldanamycin-induced destabilization of Raf-1 involves the proteasome. Biochem Biophys Res Commun 239:655-9.

Schulte, T. W., und L. M. Neckers. 1998. The benzoquinone ansamycin 17-allylamino-17-demethoxygeldanamycin binds to HSP90 and shares important biologic activities with geldanamycin. Cancer Chemother Pharmacol 42:273-9.

Schwartz, O., V. Marechal, B. Friguet, F. Arenzana-Seisdedos, und J. M. Heard. 1998. Antiviral activity of the proteasome on incoming human immunodeficiency virus type 1. J Virol 72:3845-50.

Sette, P., J. A. Jadwin, V. Dussupt, N. F. Bello, und F. Bouamr. 2010. The ESCRT-associated protein Alix recruits the ubiquitin ligase Nedd4-1 to facilitate HIV-1 release through the LYPXnL L domain motif. J Virol 84:8181-92.

Shehu-Xhilaga, M., S. Ablan, D. G. Demirov, C. Chen, R. C. Montelaro, und E. O. Freed. 2004. Late domain-dependent inhibition of equine infectious anemia virus budding. J Virol 78:724-32.

Sherman, M. P., und W. C. Greene. 2002. Slipping through the door: HIV entry into the nucleus. Microbes Infect 4:67-73.

Simonsen, L., M. J. Clarke, L. B. Schonberger, N. H. Arden, N. J. Cox, und K. Fukuda. 1998. Pandemic versus epidemic influenza mortality: a pattern of changing age distribution. J Infect Dis 178:53-60.

Simpson, R. B., und W. Kauzmann. 1953. The Kinetics of Protein Denaturation I. J.Am.Chem.Soc. 75:5139-5152.

Smith, D. R., S. McCarthy, A. Chrovian, G. Olinger, A. Stossel, T. W. Geisbert, L. E. Hensley, und J. H. Connor. 2010. Inhibition of heat-shock protein 90 reduces Ebola virus replication. Antiviral Res 87:187-94.

Solit, D. B., I. Osman, D. Polsky, K. S. Panageas, A. Daud, J. S. Goydos, J. Teitcher, J. D. Wolchok, F. J. Germino, S. E. Krown, D. Coit, N. Rosen, und P. B. Chapman. 2008. Phase II trial of 17-allylamino-17-demethoxygeldanamycin in patients with metastatic melanoma. Clin Cancer Res 14:8302-7.

Song, J. L., und D. T. Chuang. 2001. Natural osmolyte trimethylamine N-oxide corrects assembly defects of mutant branched-chain alpha-ketoacid decarboxylase in maple syrup urine disease. J Biol Chem 276:40241-6.

Srivastava, B. I., R. A. DiCioccio, K. L. Rinehart, Jr., und L. H. Li. 1978. Preferential inhibition of terminal deoxynucleotidyltransferase activity among deoxyribonucleic acid polymerase activities of leukemic and normal cells by geldanamycin, streptoval C, streptovarone, and dapmavarone. Mol Pharmacol 14:442-7.

Stahl, M., M. Retzlaff, M. Nassal, und J. Beck. 2007. Chaperone activation of the hepadnaviral reverse transcriptase for template RNA binding is established by the Hsp70 and stimulated by the Hsp90 system. Nucleic Acids Res 35:6124-36.

Strebel, K., T. Klimkait, und M. A. Martin. 1988. A novel gene of HIV-1, vpu, and its 16-kilodalton product. Science 241:1221-3.

Supko, J. G., R. L. Hickman, M. R. Grever, und L. Malspeis. 1995. Preclinical pharmacologic evaluation of geldanamycin as an antitumor agent. Cancer Chemother Pharmacol 36:305-15.

Taipale, M., D. F. Jarosz, und S. Lindquist. 2010. HSP90 at the hub of protein homeostasis: emerging mechanistic insights. Nat Rev Mol Cell Biol 11:515-28.

Tamarappoo, B. K., B. Yang, und A. S. Verkman. 1999. Misfolding of mutant aquaporin-2 water channels in nephrogenic diabetes insipidus. J Biol Chem 274:34825-31.

Tang, Y. C., H. C. Chang, M. Hayer-Hartl, und F. U. Hartl. 2007. SnapShot: molecular chaperones, Part II. Cell 128:412.

Tatzelt, J., S. B. Prusiner, und W. J. Welch. 1996. Chemical chaperones interfere with the formation of scrapie prion protein. Embo J 15:6363-73.

Taubenberger, J. K. 2005. The virulence of the 1918 pandemic influenza virus: unraveling the enigma. Arch Virol Suppl:101-15.

Taubenberger, J. K., A. H. Reid, A. E. Krafft, K. E. Bijwaard, und T. G. Fanning. 1997. Initial genetic characterization of the 1918 "Spanish" influenza virus. Science 275:1793-6.

Timasheff, S. N. 1993. The control of protein stability and association by weak interactions with water: how do solvents affect these processes? Annu Rev Biophys Biomol Struct 22:67-97.

Tofilon, P. J., und K. Camphausen. 2009. Molecular targets for tumor radiosensitization. Chem Rev 109:2974-88.

Trepel, J., M. Mollapour, G. Giaccone, und L. Neckers. 2010. Targeting the dynamic HSP90 complex in cancer. Nat Rev Cancer 10:537-49.

Trifonov, V., und R. Rabadan. 2009. The Contribution of the PB1-F2 protein to the fitness of Influenza A viruses and its recent evolution in the 2009 Influenza A (H1N1) pandemic virus. PLoS Curr Influenza:RRN1006.

Tumpey, T. M., C. F. Basler, P. V. Aguilar, H. Zeng, A. Solorzano, D. E. Swayne, N. J. Cox, J. M. Katz, J. K. Taubenberger, P. Palese, und A. Garcia-Sastre. 2005. Characterization of the reconstructed 1918 Spanish influenza pandemic virus. Science 310:77-80.

Tumpey, T. M., A. Garcia-Sastre, J. K. Taubenberger, P. Palese, D. E. Swayne, M. J. Pantin-Jackwood, S. Schultz-Cherry, A. Solorzano, N. Van Rooijen, J. M. Katz, und C. F. Basler. 2005. Pathogenicity of influenza viruses with genes from the 1918 pandemic virus: functional roles of alveolar macrophages and neutrophils in limiting virus replication and mortality in mice. J Virol 79:14933-44.

Ujino, S., S. Yamaguchi, K. Shimotohno, und H. Takaku. 2010. Combination therapy for hepatitis C virus with heat-shock protein 90 inhibitor 17-AAG and proteasome inhibitor MG132. Antivir Chem Chemother 20:161-7

Ujino, S., S. Yamaguchi, K. Shimotohno, und H. Takaku. 2009. Heat-shock protein 90 is essential for stabilization of the hepatitis C virus nonstructural protein NS3. J Biol Chem 284:6841-6.

UNAIDS. 2009. AIDS epidemic update. http://www.unaids.org/en/.

Usami, Y., S. Popov, E. Popova, M. Inoue, W. Weissenhorn, und G. G. H. 2009. The ESCRT pathway and HIV-1 budding. Biochem Soc Trans 37:181-4.

Usmani, S. Z., R. Bona, und Z. Li. 2009. 17 AAG for HSP90 inhibition in cancer--from bench to bedside. Curr Mol Med 9:654-64.

Vaishnav, Y. N., und F. Wong-Staal. 1991. The biochemistry of AIDS. Annu Rev Biochem 60:577-630.

Voges, D., P. Zwickl, und W. Baumeister. 1999. The 26S proteasome: a molecular machine designed for controlled proteolysis. Annu Rev Biochem 68:1015-68.

Wang, T. T., und P. Palese. 2009. Unraveling the mystery of swine influenza virus. Cell 137:983-5.

Wang, X., J. Venable, P. LaPointe, D. M. Hutt, A. V. Koulov, J. Coppinger, C. Gurkan, W. Kellner, J. Matteson, H. Plutner, J. R. Riordan, J. W. Kelly, J. R. Yates, 3rd, und W. E. Balch. 2006. Hsp90 cochaperone Aha1 downregulation rescues misfolding of CFTR in cystic fibrosis. Cell 127:803-15.

Weigel, B. J., S. M. Blaney, J. M. Reid, S. L. Safgren, R. Bagatell, J. Kersey, J. P. Neglia, S. P. Ivy, A. M. Ingle, L. Whitesell, R. J. Gilbertson, M. Krailo, M. Ames, und P. C. Adamson. 2007. A phase I study of 17-allylaminogeldanamycin in relapsed/refractory pediatric patients with solid tumors: a Children's Oncology Group study. Clin Cancer Res 13:1789-93.

Weiss, A., R. L. Wiskocil, und J. D. Stobo. 1984. The role of T3 surface molecules in the activation of human T cells: a two-stimulus requirement for IL 2 production reflects events occurring at a pre-translational level. J Immunol 133:123-8.

Welch, W. J., und C. R. Brown. 1996. Influence of molecular and chemical chaperones on protein folding. Cell Stress Chaperones 1:109-15.

Welchman, R. L., C. Gordon, und R. J. Mayer. 2005. Ubiquitin and ubiquitin-like proteins as multifunctional signals. Nat Rev Mol Cell Biol 6:599-609.

Whitesell, L., und S. L. Lindquist. 2005. HSP90 and the chaperoning of cancer. Nat Rev Cancer 5:761-72.

Whitesell, L., E. G. Mimnaugh, B. De Costa, C. E. Myers, und L. M. Neckers. 1994. Inhibition of heat shock protein HSP90-pp60v-src heteroprotein complex formation by benzoquinone ansamycins: essential role for stress proteins in oncogenic transformation. Proc Natl Acad Sci U S A 91:8324-8.

Workman, P., F. Burrows, L. Neckers, und N. Rosen. 2007. Drugging the cancer chaperone HSP90: combinatorial therapeutic exploitation of oncogene addiction and tumor stress. Ann N Y Acad Sci 1113:202-16.

Wright, P. F. 2006. The use of inactivated influenza vaccine in children. Semin Pediatr Infect Dis 17:200-5.

Xu, W., X. Yuan, Y. J. Jung, Y. Yang, A. Basso, N. Rosen, E. J. Chung, J. Trepel, und L. Neckers. 2003. The heat shock protein 90 inhibitor geldanamycin and the ErbB inhibitor ZD1839 promote rapid PP1 phosphatase-dependent inactivation of AKT in ErbB2 overexpressing breast cancer cells. Cancer Res 63:7777-84.

Yamada, H., R. Chounan, Y. Higashi, N. Kurihara, und H. Kido. 2004. Mitochondrial targeting sequence of the influenza A virus PB1-F2 protein and its function in mitochondria. FEBS Lett 578:331-6.

Yamaki, H., S. M. Iguchi-Ariga, und H. Ariga. 1989. Inhibition of c-myc gene expression in murine lymphoblastoma cells by geldanamycin and herbimycin, antibiotics of benzoquinoid ansamycin group. J Antibiot (Tokyo) 42:604-10.

Yamaki, H., H. Suzuki, E. C. Choi, und N. Tanaka. 1982. Inhibition of DNA synthesis in murine tumor cells by geldanamycin, an antibiotic of the benzoquinoid ansamycin group. J Antibiot (Tokyo) 35:886-92.

Yancey, P. H., M. E. Clark, S. C. Hand, R. D. Bowlus, und G. N. Somero. 1982. Living with water stress: evolution of osmolyte systems. Science 217:1214-22.

Yang, D. S., C. M. Yip, T. H. Huang, A. Chakrabartty, und P. E. Fraser. 1999. Manipulating the amyloid-beta aggregation pathway with chemical chaperones. J Biol Chem 274:32970-4.

Yano, M., Z. Naito, S. Tanaka, und G. Asano. 1996. Expression and roles of heat shock proteins in human breast cancer. Jpn J Cancer Res 87:908-15.

Yoshida, H., T. Yoshizawa, F. Shibasaki, S. Shoji, und I. Kanazawa. 2002. Chemical chaperones reduce aggregate formation and cell death caused by the truncated Machado-Joseph disease gene product with an expanded polyglutamine stretch. Neurobiol Dis 10:88-99.

Young, J. C. V. R. Agashe, K. Siegers, und F. U. Hartl. 2004. Pathways of chaperone-mediated protein folding in the cytosol. Nat Rev Mol Cell Biol 5:781-91.

Zamarin, D., A. Garcia-Sastre, X. Xiao, R. Wang, und P. Palese. 2005. Influenza virus PB1-F2 protein induces cell death through mitochondrial ANT3 and VDAC1. PLoS Pathog 1:e4.

Zell, R., A. Krumbholz, A. Eitner, R. Krieg, K. J. Halbhuber, und P. Wutzler. 2007. Prevalence of PB1-F2 of influenza A viruses. J Gen Virol 88:536-46.

Zhang, H., und F. Burrows. 2004. Targeting multiple signal transduction pathways through inhibition of Hsp90. J Mol Med 82:488-99.

Zou, J., Y. Guo, T. Guettouche, D. F. Smith, und R. Voellmy. 1998. Repression of heat shock transcription factor HSF1 activation by HSP90 (HSP90 complex) that forms a stress-sensitive complex with HSF1. Cell 94:471-80.

Zuehlke, A., und J. L. Johnson. 2010. Hsp90 and co-chaperones twist the functions of diverse client proteins. Biopolymers 93:211-7.

10. Danksagung

Herrn **Prof. Dr. Ulrich Schubert** möchte ich für dieses überaus interessante Projekt, verbunden mit den sehr guten Rahmenbedingungen und der wissenschaftlichen Betreuung, danken.

Herrn **Prof. Dr. Bernhard Fleckenstein** danke ich für die Möglichkeit, diese Promotion am Institut für Klinische und Molekulare Virologie anzufertigen sowie für die Funktion als Mentor während der Zeit im Graduiertenkolleg 1071.

Prof. Dr. Robert Slany möchte ich für die Bereitschaft zur Begutachtung dieser Arbeit danken.

Hinsichtlich der sehr angenehmen und abwechslungsreichen Zeit im Graduiertenkolleg 1071 gilt mein Dank **Privatdozentin Dr. Brigitte Biesinger**.

Ein besonderer Dank geht an die Kooperationspartner **Dr. Peter Henklein** und **Dr. René Röder** für die stets angenehme und konstruktive Zusammenarbeit.

Bei meinen **Kollegen** am Institut für Klinische und Molekulare Virologie sowie den Mitarbeitern der ViroLogik GmbH bedanke ich mich für die sehr angenehme Zeit mit Ihnen und die Unterstützung, die mir von Ihnen gern gegeben wurde. Hierbei möchte ich mich besonders bei **Sabine Hahn** und **Friedrich Hahn** für die zahlreichen fachlichen Diskussionen bedanken.

Ein ganz besonderer Dank gilt meinem „Spangenkollegen" **Stefan Sörgel**, der nicht nur für fachliche Aspekte ein kompetenter Ansprechpartner war, sondern auch außerhalb der Arbeitsstätte ein guter Freund geworden ist.

Meiner gesamten Familie möchte ich für die stete Unterstützung, den immerwährenden Rückhalt und den Glauben an mich und meine Arbeit danken.

Mein allergrößter Dank gebührt jedoch **meiner Frau Kristin**. Ohne sie wäre diese Arbeit nicht möglich gewesen. Ihr Anteil an dieser Arbeit geht weit über thematische Diskussionen und Korrekturen hinaus, denn auch in schwersten Zeiten gab sie mir stets Halt, Kraft und Motivation. Es sind unendlich viele, schwer in Worte zu fassende Dinge, die mich von tiefstem Herzen „**Danke**" sagen lassen!

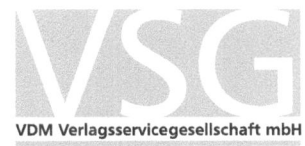

Die VDM Verlagsservicegesellschaft sucht für wissenschaftliche Verlage abgeschlossene und herausragende

Dissertationen, Habilitationen, Diplomarbeiten, Master Theses, Magisterarbeiten usw.

für die kostenlose Publikation als Fachbuch.

Sie verfügen über eine Arbeit, die hohen inhaltlichen und formalen Ansprüchen genügt, und haben Interesse an einer honorarvergüteten Publikation?

Dann senden Sie bitte erste Informationen über sich und Ihre Arbeit per Email an *info@vdm-vsg.de*.

Sie erhalten kurzfristig unser Feedback!

VDM Verlagsservicegesellschaft mbH
Dudweiler Landstr. 99　　　　　　Telefon　+49 681 3720 174
D - 66123 Saarbrücken　　　　　　Fax　　　+49 681 3720 1749
www.vdm-vsg.de

Die VDM Verlagsservicegesellschaft mbH vertritt

 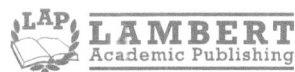 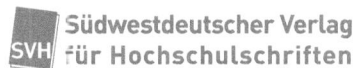

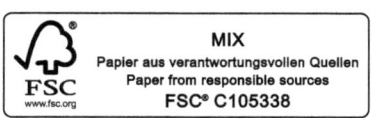

Printed by Books on Demand GmbH, Norderstedt / Germany